U0390833

国家"双一流"建设学科
辽宁大学应用经济学系列丛书

总主编◎林木西

老年人长期照护需求研究

Study on the Long Term Care Needs of the Elderly

周晓蒙 著

中国财经出版传媒集团
经济科学出版社
Economic Science Press

图书在版编目（CIP）数据

老年人长期照护需求研究/周晓蒙著 . —北京：经济科学
出版社，2019.12
（辽宁大学应用经济学系列丛书 . 青年学者系列）
ISBN 978 - 7 - 5218 - 1151 - 3

Ⅰ. ①老… Ⅱ. ①周… Ⅲ. ①老年人 - 护理 - 社会服务 -
服务需求 - 研究 - 中国 Ⅳ. ①R473②D669.6

中国版本图书馆 CIP 数据核字（2019）第 289127 号

责任编辑：于海汛 冯 蓉
责任校对：隗立娜
责任印制：李 鹏 范 艳

老年人长期照护需求研究
周晓蒙 著

经济科学出版社出版、发行 新华书店经销
社址：北京市海淀区阜成路甲 28 号 邮编：100142
总编部电话：010 - 88191217 发行部电话：010 - 88191522
网址：www. esp. com. cn
电子邮件：esp@ esp. com. cn
天猫网店：经济科学出版社旗舰店
网址：http://jjkxcbs. tmall. com
北京季蜂印刷有限公司印装
710×1000 16 开 13.75 印张 200000 字
2020 年 12 月第 1 版 2020 年 12 月第 1 次印刷
ISBN 978 - 7 - 5218 - 1151 - 3 定价：62.00 元
（图书出现印装问题，本社负责调换。电话：010 - 88191510）
（版权所有 侵权必究 打击盗版 举报热线：010 - 88191661
QQ：2242791300 营销中心电话：010 - 88191537
电子邮箱：dbts@ esp. com. cn）

总　序

　　本丛书为国家"双一流"建设学科辽宁大学"应用经济学"系列丛书，也是我主编的第三套系列丛书。前两套系列丛书出版后，总体看效果还可以：第一套是《国民经济学系列丛书》（2005 年至今已出版13 部），2011 年被列入"十二五"国家重点出版物出版规划项目；第二套是《东北老工业基地全面振兴系列丛书》（共 10 部），在列入"十二五"国家重点出版物出版规划项目的同时，还被确定为 2011 年"十二五"规划 400 种精品项目（社科与人文科学 155 种），围绕这两套系列丛书取得了一系列成果，获得了一些奖项。

　　主编系列丛书从某种意义上说是"打造概念"。比如第一套系列丛书也是全国第一套国民经济学系列丛书，主要为辽宁大学国民经济学国家重点学科"树立形象"；第二套则是在辽宁大学连续主持国家社会科学基金"八五"至"十一五"重大（点）项目，围绕东北（辽宁）老工业基地调整改造和全面振兴进行系统研究和滚动研究的基础上持续进行探索的结果，为促进我校区域经济学学科建设、服务地方经济社会发展做出贡献。在这一过程中，既出成果也带队伍、建平台、组团队，使得我校应用经济学学科建设不断跃上新台阶。

　　主编这套系列丛书旨在使辽宁大学应用经济学学科建设有一个更大的发展。辽宁大学应用经济学学科的历史说长不长、说短不短。早在1958 年建校伊始，便设立了经济系、财政系、计统系等 9 个系，其中经济系由原东北财经学院的工业经济、农业经济、贸易经济三系合成，财税系和计统系即原东北财经学院的财信系、计统系。1959 年院系调整，将经济系留在沈阳的辽宁大学，将财政系、计统系迁到大连组建辽宁财经学院（即现东北财经大学前身），将工业经济、农业经济、贸易经济三个专业的学生培养到毕业为止。由此形成了辽宁大学重点发展理论经济学（主要是政治经济学）、辽宁财经学院重点发展应用经济学的大体格局。实际上，后来辽宁大学也发展了应用经济学，东北财经大学也发展了理论经济学，发展得都不错。1978 年，辽宁大学恢复招收工业经济本科生，1980 年受人民银行总行委托、经教育部批准开始招收国际金融本科生，1984 年辽宁大学在全国第一批成立了经济管理学院，增设计划统计、会计、保险、投资经济、国际贸易等本科专业。到 20 世纪 90 年代中期，辽宁大学已有西方经济学、世界经济、国民经济计划与管理、国际金融、工业经济等 5 个二级学科博士点，当时在全国同类院校似不多见。1998 年，建立国家重点教学基地"辽宁大学国家经济学基础人才培养基地"。2000 年，获批建设第二批教育部人文社会科学重点研究基地"辽宁大学比较经济体制研究中心"（2010 年经教育部社会科学司批准更名为"转型国家经济政治研究中心"）；同年，在理论经济学一级学科博士点评审中名列全国第一。2003 年，在应用经济学一级学科博士点评审中并列全国第一。2010 年，新增金融、应用统计、税务、国际商务、保险等全国首批应用经济学类专业学位硕士点；2011 年，获全国第一批统计学一级学科博士点，从而实现经济学、统计学一级学科博士点"大满贯"。

在二级学科重点学科建设方面，1984 年，外国经济思想史（即后来的西方经济学）和政治经济学被评为省级重点学科；1995 年，西方经济学被评为省级重点学科，国民经济管理被确定为省级重点扶持学科；1997 年，西方经济学、国际经济学、国民经济管理被评为省级重点学科和重点扶持学科；2002 年、2007 年国民经济学、世界经济连续两届被评为国家重点学科；2007 年，金融学被评为国家重点学科。

在应用经济学一级学科重点学科建设方面，2017 年 9 月被教育部、财政部、国家发展和改革委员会确定为国家"双一流"建设学科，成为东北地区唯一一个经济学科国家"双一流"建设学科。这是我校继

1997年成为"211"工程重点建设高校20年之后学科建设的又一次重大跨越，也是辽宁大学经济学科三代人共同努力的结果。此前，2008年被评为第一批一级学科省级重点学科，2009年被确定为辽宁省"提升高等学校核心竞争力特色学科建设工程"高水平重点学科，2014年被确定为辽宁省一流特色学科第一层次学科，2016年被辽宁省人民政府确定为省一流学科。

在"211"工程建设方面，在"九五"立项的重点学科建设项目是"国民经济学与城市发展"和"世界经济与金融"，"十五"立项的重点学科建设项目是"辽宁城市经济"，"211"工程三期立项的重点学科建设项目是"东北老工业基地全面振兴"和"金融可持续协调发展理论与政策"，基本上是围绕国家重点学科和省级重点学科而展开的。

经过多年的积淀与发展，辽宁大学应用经济学、理论经济学、统计学"三箭齐发"，国民经济学、世界经济、金融学国家重点学科"率先突破"，由"万人计划"领军人才、长江学者特聘教授领衔，中青年学术骨干梯次跟进，形成了一大批高水平的学术成果，培养出一批又一批优秀人才，多次获得国家级教学和科研奖励，在服务东北老工业基地全面振兴等方面做出了积极贡献。

编写这套《辽宁大学应用经济学系列丛书》主要有三个目的：

一是促进应用经济学一流学科全面发展。以往辽宁大学应用经济学主要依托国民经济学和金融学国家重点学科和省级重点学科进行建设，取得了重要进展。这个"特色发展"的总体思路无疑是正确的。进入"十三五"时期，根据"双一流"建设需要，本学科确定了"区域经济学、产业经济学与东北振兴""世界经济、国际贸易学与东北亚合作""国民经济学与地方政府创新""金融学、财政学与区域发展"和"政治经济学与理论创新"等五个学科方向。其目标是到2020年，努力将本学科建设成为立足于东北经济社会发展、为东北振兴和东北亚区域合作做出应有贡献的一流学科。因此，本套丛书旨在为实现这一目标提供更大的平台支持。

二是加快培养中青年骨干教师茁壮成长。目前，本学科已形成包括长江学者特聘教授、国家高层次人才特殊支持计划领军人才、全国先进工作者、"万人计划"教学名师、"万人计划"哲学社会科学领军人才、国务院学位委员会学科评议组成员、全国专业学位研究生教育指导委员会委员、文化名家暨"四个一批"人才、国家"百千万"人才工程入选者、国家级教学名师、教育部新世纪优秀人才、教育部高等学校教学指导委员会副主任委员和委员、国家社会科学基金重大项目首席专家等在内的学科团队。本丛书设学术、青年学者、教材、智库四个子系列，重点出版中青年教师的学术著作，带动他们尽快脱颖而出，力争早日担纲学科建设。

三是在新时代东北全面振兴、全方位振兴中做出更大贡献。面对新形势、新任务、新考验，我们力争提供更多具有原创性的科研成果、具有较大影响的教学改革成果、具有更高决策咨询价值的智库成果。丛书的部分成果为中国智库索引来源智库"辽宁大学东北振兴研究中心"和"辽宁省东北地区面向东北亚区域开放协同创新中心"及省级重点新型智库研究成果，部分成果为国家社会科学基金项目、国家自然科学基金项目、教育部人文社会科学研究项目和其他省部级重点科研项目阶段研究成果，部分成果为财政部"十三五"规划教材，这些为东北振兴提供了有力的理论支撑和智力支持。

这套系列丛书的出版，得到了辽宁大学党委书记周浩波、校长潘一山和中国财经出版传媒集团副总经理吕萍的大力支持。在丛书出版之际，谨向所有关心支持辽宁大学应用经济学建设与发展的各界朋友，向辛勤付出的学科团队成员表示衷心感谢！

林木西
2019 年 7 月

目　录

第一章

绪　论

第一节　研究背景

　　第二次世界大战结束后的 20 世纪 50～60 年代曾在世界范围内掀起一股婴儿潮，时至今日，当年的出生人群已逐渐步入老年阶段，加之我国在 20 世纪 70 年代末实施的计划生育政策导致人口出生率大幅下降，人口年龄结构严重老化，冯等（Feng et al.，2012）指出 1950 年我国人口平均年龄为 24 岁，到 2010 年人口平均年龄为 35 岁，到 2050 年人口平均年龄有可能接近 50 岁，整个社会正面临着空前的养老负担，因此，如何妥善安排和保障老年人的生活质量，是涉及国计民生的大事。

　　近年来，我国老年人口规模迅速增加，预计在未来一段时间内将持续增大。2010 年 60 岁及以上的老年人口数为 1.78 亿，占总人口的比重为 13.26%，较 2000 年人口普查上升 2.93 个百分点，其中 65 岁及以上人口占 8.87%，比 2000 年人口普查上升 1.91 个百分点。这两个指标均超过"老龄化社会"的国际标准，意味着我国已经步入人口老龄化阶段（张川川等，2014）。《中国老龄事业发展报告》指出，2013 年我国的老年人口数量首次超过 2 亿，到 2050 年 60 岁以上的老年人口预计将突破 4.8 亿，其中 80 岁以上的老年人口规模将超过 1 亿（沈君彬，

2015）。在联合国中方案的生育率假定①下，我国 65 岁及以上老人占总人口的比例将从 2000 年的 6.9% 增长到 2030 年的 15.7%，到 2050 年将进一步增长到 22.7%。而联合国中死亡率预测结果指出，2010 年我国 65 岁及以上老年人口规模为 1.19 亿，占总人口 8.87%，到 2050 年将增加到 3.31 亿，占总人口的比重为 25.6%（U. N.，2011）。

由于老年人面临着贫困、疾病和失能三大风险，特别是对于 80 岁及以上的高龄老年人其失能率达 30% 以上，90 岁老人的失能率高达 50%（陈璐等，2013），故人口老龄化进程的加速将使得失能老年人口规模增大，这意味着老年人照护需求的不断增大。而随着计划生育政策的实施与社会经济的快速发展，劳动力流动频繁，女性劳动参与率增大，生育率大幅下降，家庭户规模缩减，老年人独居（或仅与配偶居住）等现象逐渐增多，传统的以家庭为基础单位的养老模式将逐渐弱化。2010 年全国 1.2 亿个有 60 岁及以上的老年人家庭中，独居老人或仅与配偶居住的老年人家庭占比 32.6%，可以预见随着时间的推移，家庭空巢化将加速发展，老年人的照护负担将进一步增大，尤其对于自 20 世纪五六十年代生育高峰期出生、于 2015 年后步入老年的群体，平均每人不多于 2 个子女（曾毅等，2012），中年劳动力面临着赡养夫妻双方老人与培养幼子的双重重担，加上生活和工作节奏较快，在照护老人时往往力不从心。

快速的老龄化、少子化和以城乡流动为代表的人口迁移等人口转变，将使得长期以来由家庭内部提供老年照料的模式难以为继，而发达国家的实践证明，在家庭成员无法承担全部或部分失能老人的护理时，政府提供的养老设施以及社会提供的照护服务是弥补家庭支持不足的有效手段（封婷等，2016；景跃军等，2014），故我国的老年人照护服务主体也需要向社会转移，以社会化、专业化和产业化的方式解决家庭内部照料能力不足的问题。而目前我国的老年人长期照护市场尚处于初级发展阶段，其提供的服务远远不能满足需要。

---

① 中方案的生育率假定是指中国的总和生育率从 2000 年的 1.8 逐渐增加到 2050 年的 1.9。

因此，本书的研究目的是基于当前的人口政策对老龄化规模进行预测，并在此基础上借助微观调研数据测算具有照护需求的老年人规模与结构，同时构建社会化养老服务体系来估算长期照护需求的动态变化，结合当前老年人长期照护市场的供给状况分析该行业面临的供给缺口与服务质量问题。我国人口老龄化进程受到国内外社会各界的广泛关注，在家庭内部照护难以为继的背景下，构建老年人长期照护体系，预测社会化养老服务需求有利于发展和完善老年长期照护产业、提高家庭的劳动供给，从而促进社会经济的可持续发展。

第二节 研 究 思 路

本书旨在对中国老年人长期照护市场进行需求分析，研究思路如下：①分析和预测当前人口政策下我国老年人口规模的变动趋势；②测算需要照护老年人的规模变动与结构分布情况；③构建老年人照护服务体系，预测老年人长期照护需求；④分析老年人长期照护市场的供给现状（包括供给数量与质量），并结合需求预测结果，剖析老年人长期照护行业所面临的问题，为行业发展提供数理依据。

本书的逻辑框架如图 1-1 所示。

第三节 研 究 方 法

本书采用理论分析与经验研究相结合的方法，使文章内容丰富翔实、有据可依，主要涉及以下四个方面：

第一，文献查阅法。通过文献回顾与梳理，明确"人口老龄化"与"长期照护"等相关概念，为本篇论文提供研究基础。通过对"老年人生活自理能力的判定"以及"老年人长期照护需求"的相关文献进行评述，进而提出本论文的研究内容。

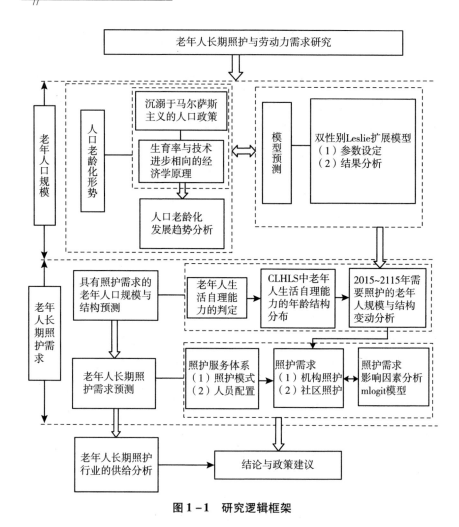

图 1-1 研究逻辑框架

第二，理论分析法。基于马尔萨斯主义、新古典经济学以及人口转型理论中的相关论点与结论，从技术进步、经济增长以及生育与教育政策等方面阐述我国人口老龄化形成的理论机制，从而为本书的研究提供理论基础。

第三，数理统计与计量分析。使用双性别 Leslie 扩展模型预测"全面二孩"政策实施后我国人口老龄化（包括老年人口规模与比例）的动态演变。使用 mlogit 模型分析老年人照护需求的影响因素，采用有序

logit 模型分析照护水平与居住模式等因素对失能老人生活质量的影响。

第四，描述性统计分析与比例分步法。基于 CLHLS 数据采用描述性分析方法分析各个年龄段上老年人的生活自理能力分布情况，并结合老年人口规模预测结果采用简单比例分布法，测算 2015～2115 年失能老年人口的总量与结构变动情况。

第四节　研究贡献与展望

1. 研究贡献主要有三点

第一，设立老年人生活自理能力的评定标准。目前我国的评定标准尚不统一，评定方法主要有 3 个：①单纯依据 ADLs 完成情况判断老年人生活自理能力；②ADLs 和 IADLs 相结合判定老年人是否失能及其失能程度；③在 ADLs 和 IADLs 的基础上，考虑老年人的认知功能。本书基于现有文献提出老年人生活自理能力的评定标准，用于判断老年人是否需要照护以及照护强度。

第二，提供了一个构建老年人长期照护服务体系的框架和思路。相关研究较少，仅俞卫等（2012）和封婷等（2016）有所考虑。本书依据"行为人追求效用最大化"的经济学基本假设，以失能老年人对照护模式的主观意愿为基础构建养老服务体系，明确不同失能程度老年人所需照护类型以及人员配置等问题。

第三，尝试对老年人长期照护服务需求进行量化分析。当前国内的相关研究尚不充分，仅黄飒等（2012）、胡宏伟等（2015）等的研究有所涉及。本书采用双性别 Leslie 扩展模型预测"全面二孩"政策实施后中国人口老龄化的动态演进，并据此测算失能老人的照护需求以及行业照护人员需求的变动趋势，为我国发展老年人长期照护行业提供客观的数据支持。

2. 研究展望

第一，本书基于"全面二孩"的人口政策来研究老年人长期照护需求，使用 Leslie 模型进行老年人口预测，假设育龄人群的生育意愿不变，实际上有其局限性。（1）生育意愿的形成机制较为复杂，"不仅受文化、经济、心理以及与生活目标等个体自身因素影响，还取决于国家为协调家庭与就业而提供的各项物质条件，如学校、托儿所、男女平等待遇等"（Piketty，2017）。而在生育意愿较低的背景下，出台相应措施提高生育率已是我国的政策重点，因而未来生育意愿可能发生变化；（2）随少子化与老龄化加重，政府也许会出台更加宽松的人口政策，如"全面三孩"或"全面放开"，届时育龄人群的生育率或将发生变化。笔者将持续关注相关政策变动并修正人口结构预测。

第二，整个社会对各种长期照护模式的需求依赖于长期照护的资金筹集及其使用模式，以及长期照护服务的供给水平，而当前这两个领域在我国发展尚不成熟仍处于探索阶段。可以预见，未来很长一段时间内我国的长期照护需求将呈现动态变化，因此，如何设置行业照护资金的运作机制与长期照护服务供给体系，引导家庭选择合宜的照护模式从而缓解养老负担，是我国应对人口老龄化与"未富先老"的重中之重，也是笔者后续的主要研究领域，相关研究成果将用于改进和完善本书。

第五节　研究内容安排

依据逻辑框架安排，本书共分为七个章节。第一章，绪论。作为研究的开篇，该章从研究背景、研究思路、研究方法、研究贡献与展望以及研究内容结构安排 5 个方面交代本书的整体规划与核心内容。第二章，研究综述。基于现有理论和文献阐述中国人口老龄化的发展形势以及老年人长期照护模式的选择与需求。第三至第六章的研究内容是递进的：第三章构建双性别 Leslie 模型预测"全面二孩"政策的实施对我国人口老龄化进程的影响；第四章基于第三章中老年人口规模与结构的预测结果，对具有照护需求的老年人口规模变动及其分布结构进行测算；第五章对老年人长期照护市场需求进行预测；第六章从数量和质量两方面分析中国老年人长期照护市场的供给情况，第七章呈现本书的主要结论与政策建议。

各章节的内容结构安排如下：

第一章，绪论。第一节，研究背景。交代我国面临着日益严重的老龄化与少子化困局，传统的家庭照料模式难以为继，进而提出本书的目的与意义。第二节，研究思路。交代本书的逻辑与框架设计。第三节，研究方法。交代本书使用的主要方法，涉及文献查阅、理论分析、数理统计与计量分析等。第四节，研究贡献与展望。主要从研究内容和研究视角交代本书的 3 个主要研究贡献，以及未来的研究计划。第五节，研究内容安排。呈现本书的章节内容安排。

第二章，研究综述。第一节，中国人口老龄化的形势分析。阐述我国依据马尔萨斯主义的理论观点而实行的计划生育政策所造成的老龄化问题，同时对工业革命后的人口学理论进行评述，剖析生育率随经济增长而下降的经济学原理，在此基础上讨论我国人口老龄化的发展趋势。第二节，中国老年人长期照护模式选择与需求分析。通过文献评析明确"长期照护""生活自理能力"等关键词的概念与判定标准，阐述老年人长期照护模式选择的相关理论，并对中国老年人长期照护的研究进行评述。

第三章，人口政策对老年人规模变动的实证分析。第一节，人口政策沿革与老龄化。对中华人民共和国成立以来我国的人口政策的演变及其对人口老龄化的影响进行回顾与分析。第二节，模型、数据与参数。对人口预测模型进行梳理，阐述本章选取双性别 Leslie 模型用于预测人口老龄化进程的原因，对双性别 Leslie 模型中的生育率、存活率与出生人口性别比进行估算。第三节，人口老龄化预测结果。分别从老年人口规模与占比、人口年龄结构分布、老少比和老年人口抚养比 4 个方面呈现"全面二孩"政策实施后 2015～2115 年我国人口老龄化的变动趋势。第四节，本章结论。

第四章，具有照护需求的老年人规模测算。第一节，老年人生活自理能力评定标准的设立。在文献的基础上，制定老年人生活自理能力的判定标准。第二节，基于微观调研数据的老年人生活自理能力分布。基于本书提出的判定标准，利用 CLHLS 数据计算各年龄段上老年人生活自理能力的分布结构。第三节，需要照护的老年人口规模分析。依据 CLHLS 数据结果，预测 2015～2115 年轻度、中度和重度失能老年人口规模变动与结构分布情况。第四节，本章结论。

第五章，老年人长期照护需求预测。第一节，照护服务体系的构建。阐述三种主要的照护模式，结合现有研究文献，设定不同失能程度的老人在社区照护和机构照护中所需人员配置。第二节，老年人长期照护需求预测。以失能老人的主观意愿为原则，依据 CLHLS 数据结果分析轻度、中度和重度失能老人的意愿照护模式。基于第四章的预测结果计算失能老人的机构照护与社区照护需求。第三节，老年人照护模式选择的经验分析。采用 mlogit 模型从人口学特征、经济状况以及代际支持三个维度分析失能老人的社会养老服务需求。第四节，本章结论。

第六章，老年人长期照护行业供给分析。第一节，行业供给数量与缺口分析。从机构照护和社区照护的养老床位和护理人员供给情况两个方面呈现老年人长期照护市场的供给现状，并基于第五章的需求预测结果估算行业的供需缺口。第二节，行业服务质量分析。通过公开权威数据分析机构养老和社区养老的照护水平，并进行原因分析。第三节，照护水平对失能老年人生活质量影响的经验检验。采用有序 logit 模型以照护水平为自变量、居住模式和子女数量等因素作为控制变量分析失能老人主观生活质量的影响因素。第四节，本章结论。

第七章，主要研究结论与政策建议。呈现本书的主要结论及相应的对策分析。

第二章

研 究 综 述

本章的研究目的是从理论上阐述我国人口老龄化问题的特殊性以及研究老年人长期照护需求的必要性。我国于20世纪五六十年代人口开始"无组织""无纪律"地肆意增长，严重影响了国民经济和社会的健康发展，于是1978年开始全盘接收马尔萨斯主义的理论观点，制定并严格实施了长达三十余年的计划生育政策，使得生育率迅速下降，同时社会经济也挣脱停滞泥淖飞速发展，并在国际舞台上崭露头角。第一次工业革命后的人口转型理论揭示了生育率随技术进步和经济增长而同步下降的经济学规律，因此，可以预见，即使未来人口政策全部放开，我国的人口年龄结构也不会发生逆转。

时至今日"婴儿潮"时期出生的人群步入老龄阶段，而育龄人群的生育率较低，我国面临着日益严峻的老龄化与少子化困局。与西方渐进的老龄化不同，我国的人口老龄化是在政府的强烈政策干预下形成的，具有发展快速和明显的"未富先老"特征，使得整个社会面临着前所未有的养老负担，与此同时，老年人长期照护行业发展迎来历史机遇。然而我国是否准备好迎接日益增长的养老负担？关于行业照护需求的研究是否充分？本章将从理论和文献的角度加以剖析。

第一节　中国人口老龄化的形势分析

一、沉溺于马尔萨斯主义①的人口政策

（一）马尔萨斯主义的理论观点

1. 马尔萨斯《人口原理》

英国于 18 世纪 60 年代发生了第一次工业革命，机器化大生产代替了手工劳动，使大批工人失业，造成了其饥饿与贫困，激发了工人阶级与资产阶级之间的矛盾。在此背景下，马尔萨斯于 1798 年匿名发表了《人口原理》的论文，论证人口增长与生活资料供给之间的尖锐冲突，提出以抑制人口的方式来解决资本主义的人口过剩问题。《人口原理》的出版引起了国内外学界、政界等各个层面的广泛关注与讨论，成为人口理论与相关政策制定的奠基之作。

马尔萨斯在《人口原理》中从人的生物学特征与自然属性入手提出两条公理："第一，食物为人类生存所必需；第二，两性间的情欲是必然的，且几乎会保持现状。"并指出这两条公理亘古存之："这两个法则，自从我们有任何人类知识以来，似乎就是我们本性的固定法则。既往，我不曾看见此等法则的任何改变，我们当然没有权利可以断言，于今日为然者，于将来当为不然——除非最初调整世界组织的神力，有某种直接的活动"。

基于这两条公理马尔萨斯提出了人口按几何级数增长与生活资料按算数级数增长的两个级数理论：人口，在无所妨碍时，以几何级数率增

① 该节主要参考资料：〔英〕马尔萨斯著，郭大力译：《人口论》，北京大学出版社 2008 年版；田雪原：《中国人口政策 60 年》，社会科学文献出版社 2009 年版。

加。马尔萨斯观察独立战争后，生活资料丰富、民风纯粹的美国发现其人口数量于每25年增加1倍，而生活资料是以算术级数增加。因此，人口数量终将以1，2，4，8，16，32，64，128，256，512……的几何级数增加；生活资料却将以1，2，3，4，5，6，7，8，9，10……的算数级数增加，250年内，人口对生活资料即将成为512∶10，300年内将成为4096∶13，2000年内，即使生产力有极大增加，二者差额也会不可计算。

为避免因人口增长而陷入无休止的贫困与饥饿，马尔萨斯提出了两个抑制手段节制人口增长——积极抑制和道德抑制。其中，积极抑制是用提高人口死亡率的办法来人口与生活资料之间保持平衡，具体手段包括"产生于罪恶和苦难的各色各样的原因，例如连串整套的普通疾病和传染病、战争、瘟疫和饥饿等"；道德抑制（也叫预防抑制）是让人们通过各种主观努力在道德上限制生殖的本能，即预见到未来家庭的困难，而自觉地晚结婚与少生孩子。他通过对英吉利的观察指出"人口增加的预防妨碍，曾以种种强度在社会内一切阶级发生作用"，相关论证如下：①"一个受过高等教育而其收入仅足使其列为绅士阶级的男子，倘若结婚后有一个家庭就必致于要与中等的农民及下级的商人为伍，使社会地位降落二三步，产生真实的本质的苦痛。出于这种考虑，这阶级的大多数人便会不遵从早婚的自然倾向。"；②"商人及农人的儿子，有人训诫他们不要结婚，当他们未在商业上农业上有固定职业，不能抚养家族以前，他们亦大都觉得有听从这种训诫的必要。但要在商业或农业上寻得固定职业，非有相当的年龄不可。"；③"每日获18便士独身即可度安乐生活的劳动者，因其所得恰足维持一人，所以，在把这微额的薪俸分于4~5人，不免有所踌躇"。

基于对两种抑制的阐述马尔萨斯得到三个命题：第一，"人口增加，必须受生活资料的限制"；第二，"生活资料增加，人口必增加"；第三，"占优势的人口增加，为贫穷及罪恶所抑压，致使现实人口得与生活资料相平衡"。因此，马尔萨斯最终得出结论：在资本主义社会，工人的工资同样受人口法则的支配，工资的水平是受人口的增减而变动的，其贫困与失业也是人口法则作用的结果。他反对救济穷人，认为此举是帮助穷人制造穷人而陷入恶性循环。

因此，马尔萨斯认为土地供给的增加或者技术水平的提高，在长期只会导致人口规模的扩张，而人均收入水平维持在生存水平。人口和财富总量的增长最终将在瘟疫、战争、贫困和饥饿的打击下趋于停滞，使整个经济社会陷入"马尔萨斯陷阱"。马尔萨斯的人口理论对英国的政策影响很大，在《人口原理》出版之前英国首相小威廉·皮特认为多生孩子是"使国家富足"的行为，并在全国范围内实施《济贫法》。而在《人口原理》出版一年多后的1800年，皮特接纳了其观点放弃《济贫法》，并于翌年12月接见了马尔萨斯。

2. 新马尔萨斯主义和现代马尔萨斯主义

马尔萨斯《人口原理》中对人口增长的道德抑制主张通过自觉地不婚、晚婚、不育等事前调节手段来妨碍人口增长，以及第三个命题中提出人口增长将被贫穷所压抑的观点，为"节制生育"奠定了理论基础。

在马尔萨斯之后，英国就出现了一批学者积极探索抑制人口增长的其他途径，从而产生了新马尔萨斯主义。新马尔萨斯主义的代表人物是弗朗西斯·普雷斯，起初普雷斯是马尔萨斯的追随者，后来在研究过程中主张用避孕的方法控制人口的增长，并不赞成马尔萨斯倡导的晚婚和禁欲，而避孕恰恰是为马尔萨斯本人所反对的，马尔萨斯本人以道德为依据驳斥这种行为，因此用避孕手段来控制人口的倡导者通常被称为新马尔萨斯主义者。在马尔萨斯主义和新马尔萨斯的影响下，人类开始进行人口普查和实施节制生育的政策，节制生育的技术广泛投入使用。

第二次世界大战之后，马尔萨斯主义演变为现代马尔萨斯主义，代表人物为保罗·伊尔里奇和坎南等人。美国学者保罗·伊尔里奇于1970年出版的《人口爆炸》指出：由于第三世界国家人口的爆炸式增加，导致世界人口规模迅速增大以及人口翻番时间明显缩短。人口过剩将引致贫穷、落后、饥饿、失业等问题，甚至是世界大战的根源，因此，为了寻求人类的可持续发展就必须降低人口（尤其是第三世界国家的人口）增长率。

英国经济学家坎南于 19 世纪末提出"适度人口论"，他认为，人口过剩和人口不足都将为人类带来消极影响，只有适度人口（即在一定时期内与社会生产力可能达到的最高水平相适应的人口数量）才能促进社会得到最大收益。

1970 年的诺贝尔经济学奖得主保罗·萨缪尔森在对马尔萨斯的人口理论加以部分肯定的基础上，提出了"人口零增长论"，他指出尽管在全世界范围内人口生育率有所下降，但是总人口仍在以空前的速度增长，因此要限制生育，使全球人口在一定时期内实现零增长。

（二）中国的人口学思潮与生育政策

1. 封建社会时期中国的人口思潮

远在春秋战国时期，中国就存在两种人口思潮。儒家倡导人口庶众的思想。孔子提出"庶矣哉"，之后孟子进一步发展了孔子的思想，将娶妻不生子列为"七出"之一，激励人们对生育男性孩子的渴望，使得娶妻生子是光宗耀祖的事情。

而同时期的法家则倡导小国寡民思想，韩非在《五蠹》中说："古者，丈夫不耕，草木之实足食也；妇人不织，禽兽之皮足衣也。不事力而养足，人民少而财有余，故民不争。是以厚赏不行，重罚不用，而民自治。今人有五子不为多，子又有五子，大父未死而有二十五孙。是以人民众而货财寡，事力劳而供养薄，故民争。虽倍赏罚而不免于乱。"似乎"货财寡""供养薄"和"乱"皆由"人民众"而生。生活"康乾盛世"的洪亮吉在其《意言》中的治平篇和生计篇也体现了类似观点。

生活在清朝道光以后恰逢太平天国"乱世"的汪士铎在其《乙丙日记》中指出："世乱之由：人多（女人多，故人多）。人多则穷（地不足养）"。其中，"人多"建立在"人口 30 年翻一番"的假设基础上，"天下人丁三十年加一倍，故顺治元年一人者，至今一百二十八人"；

关于"地不足养"的阐述为:"人多之害,山顶已植黍稷,江中已有洲田,川中已辟老林,苗洞已开深菁,犹不足养,天地之力穷矣。种植之法既精,糠核亦所吝惜,蔬果尽以助食,草木几无孑遗,犹不足养,人事之权殚矣。……驱人归农无田可耕,驱人归业无技须人。皆言人多,安能增益?盖一亩不过一农,一店不过数人。今欲以百农治一亩,千人治一店,如何其能?"在此基础上,汪士铎主张用杀戮、溺婴、晚婚、多生征税等多种办法达到降低人口增长率的目的,其论断与马尔萨斯的《人口原理》问世50多年后提出的马尔萨斯的理论观点有异曲同工之妙。

由于儒家学说在封建社会中占据统治地位,韩非、汪士铎等人的人口节制主义在孔孟庶众思想的奔腾喧嚣之下,被淹没的无声无息,两千多年来孔孟庶众思想也逐渐演变成封建社会多子多福的人口观。

2. 近代中国的人口思潮

1840年鸦片战争以后西方文化逐渐传入,对我国的人口观念受到较大影响。改良派、革命派以及社会学派均对人口问题及马尔萨斯的《人口原理》作出了较为深刻的讨论。

近代启蒙思想家严复在其《原强》和《保种余义》中指出:中国人口虽众但是"文化未开",人口素质低和生育繁盛并存。提出"开民智",主张限制婚配并学习西方"择种留良"的手段,倡导优生;近代资产阶级改良派梁启超,在其改良新政《禁早婚议》《饮冰室合集》中,也提出倡导晚婚、禁止早婚。他基于东西方对比发现"越是野蛮之人其婚姻越早、越是文明之人其婚姻越迟",因此主张用晚婚提高人口质量。但他反对马尔萨斯的人口理论,认为人口按几何级数增长"实属杜撰",并且两种抑制人口增长的方法"亦不可行"。然而,随着改良运动的失败,改良派关于人口问题的主张也被搁浅。

孙中山在其《民族主义》的讲演中,指出马尔萨斯的人口理论是亡国灭种的学说。他认为西方殖民主义国家之所以不能吞并中国,原因是中国人口远多于其他国家,如果按照马尔萨斯的理论主张,降低人口增长率,那么一百年以后,如果我们的人口不增加,而西方国家的人口增加很多，以多数征服少数，中国便会被轻而易举地吞并。并指出政治腐败和生产方式落后才是人口的过剩、贫困、失业和社会动乱的根源，因此，解决饥馑问题和人口过剩问题的根本在于改革政治并提高农业科学技术。陈独秀发表的《马尔萨斯人口论与中国人口问题》以及李大钊曾发表的《战争与人口问题》《新纪元》等著作中均反对马尔萨斯的人口理论，他们通过列举中外人口增长事实，指出人口按几何级数、食物按算数级增长本不存在。并认为中国的人口问题不是人口超过生活资料的增长，而是生活资料分配不均，土地和生产资料分别由封建地主阶级和资本家占有，而其根源在于腐朽的社会制度。因此，解决饥饿、贫困、失业、疾病等人口问题，根本的出口在于推翻旧有的制度。他们抨击马尔萨斯两条抑制人口增长的办法无异于"用石条压平驼背"。

随着西方各种思想流派的不断涌入，学术界对人口问题的认识发生很大改变，20世纪二三十年代社会学派掀起了一股人口节制主义热潮，短时间内人口专论接连问世，包括陈长蘅的《中国人口论》《三民主义与人口政策》，许仕廉的《中国人口问题》《人口论纲要》，陈达的《人口问题》以及吴景超、李景汉等人发表的文章。社会学派的理论观点受马尔萨斯《人口原理》的影响很大，他们赞同马尔萨斯关于人口增速超过生活资料增长速度的论断，并认为当时中国的人口数量已经超过了"适中人口密度"、甚至达到"人满"的程度；提出限制人口数量以改善人口质量的主张。他们认为人口数量与人口质量此消彼长，人口数量增长过快必然导致人口质量的降低。因此，建议中国应发展科学和教育，提倡推迟结婚和节制生育，少生优生，实行一男一女"一枝花"最多"两枝花"制；并认为发展工农业生产、移民、公共卫生事业等对解决人口问题具有治标作用，而发展晚婚和节制生育才有治本之效。社会学派著作的相继发表，有效促进了马尔萨斯的人口理论在中国的传播。然而与改良派和革命派不同，社会学的人口节制主义观点局限在学术领域，其作用和影响较小。因此，在近代社会，在中国马尔萨斯的人口理论仅停留在理论层面，而并没有上升至社会实践。

3. 新中国成立后中国的人口思潮及政策演变

新中国成立后的一段时间内，人口规模迅速增加，1949 年我国总人口规模为 5.42 亿，1953 年第一次人口普查结果表明人口规模达到 6.02 亿，平均每年增加 1500 万人口；1954 ~ 1957 年，人口增长率高达 22.2‰。在此背景下，1957 年 7 月 5 日北京大学校长马寅初发表了他的《新人口论》，在文中他提出我国应实行计划生育，指出我国的人口与生产之间的矛盾突出，为扩大生产积累资金必须控制人口，分别从工业原料、科学研究以及粮食充足性三个方面论证了计划生育的必要性。

马寅初认为我国的人口不能再"无组织""无纪律"地扩张下去，主张推迟结婚年龄，大力宣传与实施避孕，并结合行政手段控制人们的生育行为。马寅初参照苏联的情况提出在我国 1 对夫妇生育 2 个孩子最为合适，他指出："赫鲁晓夫曾经说过一个家庭最好只有 3 个孩子，苏联地大、人少，他们的耕地面积和我国比是 2.2∶1，而人口只有我们的 1/3，用数学计算，我们（人口）比他们大了 6 倍，他们主张 3 个，我们只能有 2 个。"国家对有 2 个孩子家庭进行奖励，3 个及以上孩子的家庭征税，并以税作奖，进而减轻国家财政负担。马寅初的意见曾一时得到国家的认可和支持，1957 年 10 月 26 日发表的《1956 年到 1967 年全国农业发展纲要（修正草案）》第二十九条第三项规定："除了少数民族的地区以外，在一切人口稠密的地方，宣传和推广节制生育，提倡有计划地生育子女，使家庭避免过重的生活负担，使子女受到较好地教育，并且得到充分就业的机会。"并于 20 世纪 60 年代前期主要在城市开展了不同程度的计划生育。

尽管马寅初批判马尔萨斯《人口原理》中的资产阶级立场以及对其生活资料是按算数级数增长的论断加以否定。但随着反右派斗争逐渐升级，马寅初的"新人口论"被认为是配合右派分子向党进攻，并被评价为"地地道道的马尔萨斯主义"，将马寅初认定为"中国的马尔萨斯"。1958 ~ 1959 年底，对马寅初的批判与声讨日趋激烈，1960 年马寅初辞去北大校长的职务，随着其全国人大常委会委员的职务也被罢免，并剥夺发表文章的权利。1966 年"文化大革命"开始后，计划生育工作被搁置。

到 1969 年中国的人口规模超过 8 亿，1974 年超过 9 亿。人口问题再次得到党和国家的高度重视，1979 年改革开放后的第二年中共中央批准了中共北京大学党委《关于为马寅初先生平反的决定》，承认其《新人口论》观点的正确性，并在全国范围内实行严格的计划生育政策，据统计 20 世纪 70 年代末中国 80% 的 35 岁以上妇女使用避孕方法，成为世界上避孕率最高的社会，全国生育水平迅速降低，总和生育率从 1970 年的 5.7 降至 1979 年的 2.8，到 90 年代初进一步降至 1.9。

于是，20 世纪五六十年代人口"无组织""无纪律"地肆意增长以及 20 世纪 70 年代末期严格的计划生育政策造成了 21 世纪以来我国陷入了愈发严重的人口老龄化社会。2014 年和 2016 年我国接连在全国范围内实行"单独二孩"与"全面二孩"政策以期扭转日益严重的老龄化与少子化困局，而实践证明由于"单独二孩"政策的目标人群数量较少，所以政策效果寥寥，而"全面二孩"政策由于实施时间较短，囿于时间限制其政策效果仍有待进一步研究考证，目前学术界与政界的意见也存在较大分歧。那么，"全面二孩"政策是否有助于扭转人口老龄化？是否有必要进一步实施"三孩""四孩"……政策呢？从下述第一次工业革命以来的现代人口理论或许可以找到答案。

二、生育率与技术进步相向的经济学原理

马尔萨斯的理论观点适用于工业革命前的传统经济以及工业革命初期，那时技术进步使得人口迅速增长，人均收入增长相对较为缓慢，在 1820～1870 年间人口增长占总产出增长的 40%；然而 1920 年以后在总产出增长中人均收入增长占主要地位，1929～1990 年人口增长仅占总产出增长的 20%（Galor and Weil，2000）。从马尔萨斯模式到现代社会的人口转变引起学者对其中的机制进行广泛研究。贝克尔（Becker，

1960）的家庭理性选择理论①以及巴罗和贝克尔（Barro and Becker，1988，1989）的内生人口增长模型使用新古典经济学的分析框架研究家庭微观决策、宏观经济变量对生育率的影响。其中，家庭理性选择模型将孩子看作家庭的耐用"消费品"，分析父母的时间价值变动对生育数量以及生育数量与质量的相互影响机制；巴罗和贝克尔（1988，1989）在技术进步外生且生产要素的边际收益递减的假设下，对成年父母在消费与生育率决策的收益与成本进行刻画，从而解释工业革命后国家技术进步和人均收入与生育率之间的反向关系。但家庭理性选择理论与内生人口增长模型对于解释工业革命前的人均收入水平停滞和人口增长的现象是无效的，也不能解释工业革命后亚洲和非洲一些殖民地国家的人均收入水平没有实现持续增长。

此后经济学家不断寻觅，致力于构建能够将马尔萨斯模式与现代增长模式包含在内的统一的理论框架，并于 20 世纪 90 年代开始接连问世。贝克尔等（Becker et al.，1960）和卢卡斯（Lucas，1998）的模型中引入了人力资本投资回报递增的概念，阐述经济增长中家庭对于子女生育数量与质量的理性选择，将马尔萨斯模式与现代增长模式纳入同一框架内。贝克尔等（1960）的模型指出当人力资本水平较低时对应着较低的人力资本投资回报，使得在生育数量与质量的权衡中数量占据主导地位，经济最终将陷入"马尔萨斯陷阱"；而当人力资本水平较高时对应着较高的人力资本投资回报，使得以提高生育质量替代生育质量变得更加有利可图，人口转型得以实现。卢卡斯（1998）基于贝克尔等（1960）人力资本投资回报递增的理论框架，提出了两种技术进步模式：外生的技术进步率与由知识和人力资本积累所引致的内生技术进步，用于解释工业革命后发达国家和发展中国家截然不同的人口增长模式。模型结果表明：外生的技术进步将导致生育率增加，最终使得人均

---

① 主要参考资料：（1）[美]加里·S. 贝克尔：《人类行为的经济分析》，王献生、王宇，格致出版社·上海人民出版社 2015 年版；（2）[美]加里·S. 贝克尔：《家庭论》，王献生、王宇译，商务印书馆 2005 年（2014 年重印）。

收入水平回落到技术进步发生前的水平，而由人力资本积累引致的技术进步，在递增的人力资本投资回报假设下，家庭将更加倾向于对孩子的质量进行投资、而生育率下降，出现人口转型。

贝克尔等（1960）和卢卡斯（1998）的理论框架虽然将"马尔萨斯"模式与现代人口增长纳入统一框架，但外生技术进步冲击的假定无助于解释人口经由"马尔萨斯"模式向现代社会的转型是如何发生的。加洛尔和魏尔（Galor and Weil，2000）在卢卡斯（1998）模型的基础上进一步构建了一个统一框架，对家庭给予子女的教育投资与技术进步的内生关系加以刻画，进而解释人口转型是如何发生的。他们将技术进步设定为关于子女教育水平与人口规模的函数，而家庭教育投资反过来也取决于技术进步，在经济发展的早期，人口规模较小，技术水平较低，人力资本的投资回报也较小，家庭更加注重生育数量而忽视教育（即质量），推动人口规模不断增加，这进一步促进了技术进步。当人口规模达到一定规模，诱导技术进步超过某一临界值时，家庭教育投资的回报增加，使其减少生育数量转而增加子女教育，以质量代替数量，而人力资本水平的提高又进一步促进了技术进步。于是技术进步和家庭教育投资之间的良性循环使得经济由传统的马尔萨斯模式向现代社会转变，人口转型得以实现。

由上述分析可见，第一次工业革命后无论从微观视角还是宏观视角，人口理论模型的研究结论殊途同归，它们均指出随着经济发展，技术水平的不断提高和工资水平的普遍上涨，使得家庭在进行生育决策时更倾向于以子女的质量替代数量，进而导致生育率下降，并得到大量经验研究的证实，本书仅在此处陈列一二：查特吉和沃格尔（Chatterjee and Vogl，2016）使用世界生育率调查（WFS）和人口与健康调查（DHS）数据，采用生命周期分析框架研究 1950~2010 年发展中国家的经济增长对生育率的影响，结果发现生育率对短期经济波动与长期经济增长的反映不同，在短期生育率表现为顺经济周期波动，而在长期随经济增长妇女的生育年龄普遍增大且生育率有所下降；恩格尔哈特（Engelhardt et al.，2004）使用 1960~2000 年发达国家（包括法国、西德、意大利、瑞典、英国和美国）的跨国面板数据，采用向量误差修正模型检验生育率与妇女就业之间的长期关系，结果发现女性就业与生育率之间存在双向因果关系，并在 20 世纪 70 年代中期二者之间负向关系最为显著，而后由于儿童照管等制度的出现使得这种关系逐渐变弱。生育率的下降使得整个社会的净增人口数量减少，有的国家甚至为负值，因而导致老龄人口占比逐渐增大，人口老龄化在世界范围内不可避免。

在上述人口理论模型中，教育作为提高人力资本和技术进步的重要手段而间接作用于生育率。实际上教育对人口转型的影响机制是深刻而复杂的，其在人口问题中除发挥上述作用外，教育本身，特别是女性接受教育还能够通过改变传统生育观念、推迟婚育年龄从而达到降低生育率的目的，引致人口老龄化。德西卡和克拉申斯基（DeCicca and Krashinsky，2016）使用 1981 年和 1991 年加拿大两次人口普查的面板数据并采用工具变量法研究教育对女性终身生育率的影响机制，结果发现教育水平的提高主要通过增大女性结婚率与增加其收入水平两种渠道对生育率分布产生显著的压缩效应。希思和贾亚坎德兰（Heath and Jayachandran，2016）研究发现，在过去的 20 年中，随着发展中国家产业结构优化升级，女性在劳动力市场中的比较优势明显，其劳动参与率大大提高，促进家庭对子女教育的性别歧视下降，使得女性受教育水平有所提高，而这些女性出于对自由的追求与生养子女机会成本较高等方面的考虑，生育意愿相对较低。沃格尔（Vogl，2015）使用 48 个发展中国家的微观数据，研究家庭经济地位与生育率、生育数量与质量之间的关系，结果发现发展中国家普遍在 20 世纪下半叶出现家庭经济地位与生育率之间、生育数量与质量之间的相关关系的由正转负，且这种转变主要是由父代教育水平的普遍提高引致的，父代教育水平的提高使得其对生育数量与质量的偏好发生改变为质量赋予了更高的权重，而人均 GDP、女性的劳动参与率、产业结构、城市化等因素对生育质量与数量关系转变的影响不显著。布雷耶洛娃和杜弗洛（Breierova and Duflo，2004）发现在印度尼西亚，女性的教育年限每增加 1 年将导致其结婚推迟 0.38 年。拉维和扎布罗茨基（Lavy and Zablotsky，2010）研究 1963 年以色列军政府的撤销放宽对阿拉伯妇女受教育限制，发现当时 4～8 岁阿拉伯女孩儿的受教育年限每增加 1 年其终身生育率减少了 0.68。

三、人口老龄化发展趋势分析

新中国成立后随着生活环境的改善，我国新生人口规模急速增加，推动总人口"爆炸式"增长，1954 年我国总人口规模为 6 亿，到 1964 年总人口规模超过 7 亿，到 1969 年总人口规模进一步超过 8 亿，净人口增加 1 亿的时间由 10 年缩短到 5 年（原新，2016）；妇女的总和生育率为 6 左右，尤其在 1963 年该值达高 7.5。迅速增长的人口使我国的经济发展受到掣肘，于是自 1978 年改革开放以来我国在人口与教育领域实施了一系列政策，旨在控制人口数量、提高人口素质，从而推动经济增长。

1978 年开始我国相继颁布了《中华人民共和国人口与计划生育法》和《中华人民共和国婚姻法》，在全国范围内推动实施计划生育政策，实行"一对夫妇只能生育一个孩子"的独生子女政策，主张采用避孕节育措施严格限制育龄夫妇的生育数量，对不遵守该规定的家庭实行强制引产、罚款、免去夫妻双方在政府及事业单位的任职资格等一系列严苛手段，对自愿终身只生育一个子女的夫妻颁发"独生子女父母光荣证"并实施资金奖励等优惠措施，以保证独生子女政策的预期效果；同时，限制结婚年龄，提倡晚婚晚育。法律规定男性结婚年龄不得小于 22 周岁，女性不得小于 20 周岁，对于践行晚婚晚育的公民，在享受国家根本婚假和生育假的基础上可获得奖赏婚假和奖赏生育假，并且度假期间薪酬、奖金照发。计划生育政策使我国迅速摆脱了"马尔萨斯式"增长，自 1992 年开始总和生育率便降至自然更替水平以下。计划生育政策在我国坚持贯彻实行了近 40 年，以 2015 年"单独二孩"和 2016 年"全面二孩"政策的出台而告终。

同时，在教育政策方面，自 1977 年开始受"文化大革命"冲击而中断 10 年的高考制度恢复，而 20 世纪 90 年代国企改制与"软着陆"政策的实施导致大量下岗职工，加之亚洲经济危机的爆发使得国内就业形式更加严峻，为缓解就业压力、发展经济，我国于 1999 年出台《面向 21 世纪教育振兴行动计划》，指出"我国要不断扩大高等教育的招生人数，到 2010 年实现高等教育毛入学率达到适龄青年的 15%"，自此我国的高等教育由精英教育模式开始向大众化教育模式转变，高等院校招生规模迅速增加，到 2003 年我国高等教育毛入学率达到 17%，提前 7 年实现目标。高校毕业生人数由 1999 年的 101 万人增长至 2017 年的 795 万人，年复合增长率高达 12.15%，远超过 GDP 的增长速度。高校扩招政策使得我国公民素质与人力资本水平迅速提高，使得结婚与生育年龄得到有效推迟，达到晚婚晚育的政策效果。

得益于计划生育政策与教育政策，改革开放以来我国经济发展速度惊人，技术进步突飞猛进以及居民自身素质与收入水平的大幅提高，人口规模得到有效控制。净增人口由 1970 年的 2321 万人减少至 1979 年的 1283 万人，人口自然增长率由约 2.6% 降至约 1.2%，而后有所反弹，到 20 世纪 90 年代，又受到经济发展水平的影响，人口增速再次明显下降，净增人口规模由 1990 年的 1629 万人减少到 1999 年的 1025 万人，自然增长率由 1.4% 左右降至 0.8%。21 世纪以来，高校扩招政策的实施与经济技术的进步使得人口增速进一步放缓，净增人口规模从近 900 万人减至最低时只有约 640 万人，人口自然增长率则从近 0.7% 降至最低时只有约 0.48%，尤其从 2010 年开始，人口增速出现 20 世纪 60 年代以来的最低水平，年度净增人口数量低于 670 万人，自然增长率基本在 0.5% 左右（翟振武等，2016）。与此同时，居民的生育意愿也不断降低，1985 年我国育龄妇女的意愿生育子女数为 2.40，到 2002 年降至 2.04，2007 年进一步降至 1.89，而 2012 年又降至 1.86（王军等，2013；庄亚儿等，2014）。

因此，计划生育政策、教育政策与科学技术进步等一系列因素的综合作用使得我国人口增速大幅缩减、适龄人群的生育意愿较低，可以预见，目前即使放开人口政策也无力扭转人口年龄结构，而净增人口规模逐渐缩减预示着我国的少子化与老龄化问题日益严峻。

第二节 中国老年人长期照护模式选择与需求分析

通过第一节的分析我们发现，与发达国家渐进地发展模式不同，我国的人口老龄化是在强烈的政策干预下出现的，是政府为促进经济发展、缓解就业压力而实施的一系列人口与教育政策的产物，具有突变性和"未富先老"的特征，因此，我国人口老龄化形势格外严峻，老年人照护负担尤其沉重，长期照护行业亟待发展。然而我国的社会化养老服务尚处于起步阶段，该行业进一步的优化与完善依赖于具有老年人对照护模式的选择以及相应的需求规模，那么相关研究是否满足了行业发展需求并提供了有力的数据支撑呢？这是本节进行理论与文献回顾的主要目的。

一、相关概念与判定标准评析

（一）老年人群体与人口老龄化

人口老龄化一词，源自英语 aging of population。从严格的科学定义来说，人口老龄化作为人口统计学的一个概念，是指总人口中年轻人口相对减少、老年人口相对增加而导致的老年人口比例不断增大的动态过程。强调人群的老化，而不是个体的老化，即老年人口在总人口中相对比例的变化，其在一定条件下可以逆转。

目前关于老年人群的认定主要存在以下 3 个观点：①桑巴德1900年在其《人口年龄分类和死亡研究》一书中将 50 岁作为年龄下线，50岁及以上人口视为老年人群；②针对发达国家出现的人口老龄化问题，联合国人口司于 1956 年发表的《人口老化及其社会经济后果》（the aging of population and its economic and social implications）中根据当时发达国家人均预期寿命的情况，将 65 岁及以上人口视为老年人群，美国人口普查局 1971 年出版的《人口学方法与资料》的认定标准与其一致；③20 世纪 90 年代初，发展中国家的人口老龄化问题凸显，而发展中国家的人均预期寿命比发达国家的人均预期寿命低得多，因此，考虑到全世界人口的人均预期寿命的情况，联合国 1982 年在维也纳召开的"世界老龄大会"时又将 60 岁及以上人口视为老年人群。2013 年联合国世界卫生组织经过对全球人体素质和平均寿命进行测定，进一步将老年人划分为 3 种类型：60 ~ 74 岁为年轻的老人，75 ~ 89 岁为老年人，90 岁以上为长寿老年人。作为发展中国家，我国的《老年人权益保障法》规定："老年人是指六十周岁以上的公民。"

关于人口老龄化的划分标准主要有三个：第一，桑巴德 1900 年在《人口年龄分类和死亡率研究》一书中将 50 岁及以上人口占总人口的比重超过 30% 视为老龄化；第二，联合国人口司在 1956 年出版的《人口老龄化及其经济社会影响》中将 65 岁及以上人口所占总人口超过7% 或 60 岁及以上人口占总人口的比重超过 10% 的国家视为年老型人口国家，并进一步将其划分为 3 种类型，即老年人口占总人口的比例在20% 以上的称为超老龄社会、在 14% ~ 20% 称为老龄社会、7% ~ 14%称为老龄化社会；第三，与联合国的划分标准不同，美国人口普查局1971 年和美国人口咨询局 1975 年将 65 岁及以上老年人口占总人口的比例大于 10% 认定为人口结构老龄化。除年龄下限标准外，年龄中位数、少儿人口比例和老少比也是判断一个社会是否进入老龄化的常见指标。中国学者石人炳（2002）根据老年型人口（65 岁及以上）在年龄金字塔上的表现，将老年型人口划分为底部老龄化亚型（老少比在 0.25 ~0.7）、中部老龄化亚型（老少比低于 0.25）和顶部老龄化亚型（老少比大于 0.7）。

表 2 - 1 和表 2 - 2 列示了老年人群以及人口老龄化的划分标准，当前被学术界普遍使用的是 1956 年联合国人口司的划分标准，而发展中国家大多使用 1982 年联合国人口司在世界老龄大会上关于人口老龄化的划分

标准。本书将 65 岁及以上人群视为老年人，这是因为随着我国生活水平的提高人均寿命不断增加且相关研究结果也便于进行国际比较。

表 2 – 1　　　　　老年人群年龄下限与人口老龄化的划分标准

时间	划分者	年龄下限	人口老龄化划分标准
1900 年	桑德巴	50 岁	≥30%
1956 年	联合国人口司	65 岁	≥7%
1982 年	世界老龄问题大会	60 岁	≥10%

表 2 – 2　　　　　依据多指标人口老龄化的划分

机构	1956 年联合国人口司	1975 年美国人口咨询局
65 岁及以上老年人口占比	>7%	>10%
14 岁及以下少年儿童人口占比	<30%	<30%
老少比	>30%	>30%
年龄中位数	>30 岁	>30 岁

（二）老年人长期照护

长期照护的英文表述为 "long-term care，（LTC）"，由于文化底蕴和表达习惯的差异各国立法与学术研究中对长期照护的称呼多种多样，包括 "长期照顾" "看护护理" "长期健康护理" "长期介护" "长期照料" "长期养护" "养老护理" 等（曹艳春等，2013）。

由于研究者的立场和角度不同对长期照护的定义也存在较大差异，这些定义反映了长期照护的不同侧面，例如，世界卫生组织（WHO）侧重于从供给层面将长期照护定义为 "由非正规照料者（家庭、朋友或邻居）和专业人员（卫生和社会服务人员）进行照料活动的体系，以保证那些不具备完全自我照料能力的人能继续得到其个人喜欢的以及较高的生活质量，获得最大可能的独立程度、自主、参与、个人满足及人格尊严"；美国健康保险协会立足于照护对象，将长期护理定义为"在较长的时间内，为患有慢性疾病或部分生理机能残缺的人提供持续的护理，护理内容包括医疗救治、家居看护、运送服务、社会互助和其他支持性帮助的服务"（景跃军等，2014）；戴卫东（2011）从需求角度出发将长期照护认为"那些由于意外、疾病及衰弱的人因在一个较长的时间里丧失从事基本日常生活活动的能力而需要的较宽泛的医疗、个人及社会服务"。

本章通过表 2 - 3 对文献中"长期照护"的定义从照护时间、照护对象、照护内容以及照护服务提供者 4 个方面进行整理。

综上，本书将老年人长期照护定义为：对具有认知功能障碍或身体残疾等日常生活不能自理的老年人，由专门机构或家庭提供专业或非专业的照料服务，旨在满足老年人日常基本生活需要与医疗护理需要，进而提高其生活质量。

（三）老年人长期照护对象的判定

生活自理能力是衡量老年人在日常生活中自我照料行为的能力，一旦老年人出现因疾病或健康状况下降而不能进行自我照料，将导致老年人在日常生活中依赖于他人的照护，进而产生照护需求。国际上普遍基于老年人的日常生活能力标准（activities of daily living standard，ADLs）与器械辅助日常生活能力标准（instrumental activities of daily living standard，IADLs）来评定老年人的生活自理能力。其中，ADLs 反映了个人所需照护最基本的方面，目前国际上普遍认同 6 个核心指标作为描述与区分老年人日常生活能力的标准，分别为：①洗澡（开水龙头、控制温度和水量、进入浴盆或淋浴、完全擦干全身及擦干浴盆）；②穿衣（从抽屉和衣橱取出衣服、自己穿上，包括系扣、系背带和缝补）；③移动身体（改变身体从一个表面或平面到另一个表面或平面，诸如从床到椅子、椅子到椅子、从椅子上站起来）；④如厕（当有排泄的意念时能自

表 2 - 3 长期照护定义的诠释

照护对象	照护内容	照护服务供给方	照护时间
因身心疾病、功能障碍而需要长时间的医疗、护理或支持性健康照护的病人，或因严重急性伤病而需长期恢复治疗的病人（曹春艳等，2013）	日常生活照料、医疗护理照料，即在医院临床护理、愈后的医疗护理以及康复护理和训练等（陈杰，2005）	专业照护机构如养老院、护理院，提供专业的照护服务；传统的非专业照护如家庭照护，主要由家庭成员提供照护服务	长期照护的时间至少为6个月（陈杰，2005）
缺少自我看护能力的人（Kane，1998）	为缺少某些自我看护能力的人在健康、个人看护及社会需求方面提供的各种服务（Kane，1998）		
患有慢性身体或精神疾患、精神障碍或其他严重残疾的人（Estes and Lee，2001）	日常生活照料和医疗护理照料，其中，后者包括在医疗临床护理、愈后的医疗护理、康复护理和训练等（邬沧萍，2001）		被照护对象生活不能自理且照护时间为90天以（Manton，2006）
身心功能障碍的群体（OECD，2005）；慢性病患者和残障人群（张晓青等，2011）	对病人提供的床上敷裹、疼痛管理、药物处理、剂量测定、预防、康复或者缓和等的医疗服务（OECD，2005）	长期照护服务既可以由正规和专业机构提供，也可以由社区和家庭提供（清华大学老年学研究中心，2010）	
因衰老、慢性病或身体、精神功能障碍而部分丧失自我照护能力的老年人（Cha，1998）	个人看护服务、健康服务以及社会支柱性服务（Cha，1998）		
美国健康保险学会（HIAA，1997）认为长期护理对象是"患有慢性疾病譬如早老性痴呆等认知障碍或处于伤残状态下功能性损伤的人"	美国健康保险学会（HIAA，1997）认为长期护理的内容包括医疗服务、社会服务、居家服务、运送服务以及其他支持性的服务		老年人的长期照护没有明确时限（Cha，2003）
由于意外、疾病或衰弱导致身体或精神受损而使日常生活不能自理的个体（邢涛，2010）	在医疗、日常生活或社会活动中施以帮助（邢涛，2010）		

己进入卫生间、整理衣服、移到马桶上、清洁自己、从马桶上站起来、再次整理衣服、洗手并走出卫生间）；⑤吃饭（为了营养从一个容器里得到食物和饮料并送入身体，包括切肉、给面包涂黄油和使用刀叉）；⑥在房间内外移动（从一个地方移到另一个地方、散步或驾车）。如果老年人不具备最基本的日常生活自理能力，那么对照护的依赖将非常大；IADLs 是在 ADLs 基础上发展起来的，包括购买个人所需物品、理财、使用电话、做饭、药物管理、做轻重家务事等，它是衡量人在走路、爬（楼、坡）等方面的体力能力和管理钱财等方面的自理能力。与 ADLs 相比，完成 IADLs 需要更多技巧和个人判断，绝大多数完成ADLs 有困难的人，对履行 IADLs 也存在困难。

当前关于老年人生活自理能力的评定标准尚不统一，从其评定基础来看主要有 3 类：①单纯依据老年人对 ADLs 的完成情况作为判断老年人生活自理能力的基础；②采用 ADLs 和 IADLs 相结合的方法来判定老年人是否失能及其失能程度；③在 ADLs 和 IADLs 的基础上进一步加入其他指标（如认知功能）来判定老年人的自理能力。从评定方法来看，主要有量表评定法以及提问法和观察法，其中，量表评定法中常见的Barthel 指数和 Katz 指数依据 ADLs 设定，功能活动问卷（FAQ）依据IADLs 设定；提问法和观察法是单纯按照 ADLs 或 IADLs 失能项数评定老年人生活自理能力的相对简单的划分方法。量表评定法主要有 Barthel指数、Katz 指数、PULSES 评定等，由于量表评定法采用经过标准化设计，具有内容统一、评定标准统一的特点。提问法和观察法是单纯按照ADLs 或 IADLs 失能项数评定老年人生活自理能力的相对简单的划分方法，如美国国家长期护理调查（NLTCS）、中国老龄科学研究中心课题组（2011）等。在学术研究中，囿于数据的限制，与量表分析法相比，学术研究中提问法和观察法更受青睐。

NLTCS 依据 ADLs 和 IADLs 将 65 岁及以上老年人的健康状态划分为 6 个等级（见表 2-4）：状态 1，"健康——没有 IADLs 和 ADLs 障碍"；状态 2，"仅 IADLs 障碍"；状态 3，"1~2 项 ADLs 障碍"；状态4，"3~4 项 ADLs 障碍"；状态 5，"5~6 项 ADLs 障碍"；状态 6，"死

亡"。胡宏伟等（2015）在 NLTCS 的基础上进一步将老年人的生活自理能力划分为 5 个状态（见表 2 - 5）。

表 2 - 4 NLTCS 对老年人健康状态的划分

状态	状态描述
1	健康，无 IADLs 障碍和 ADLs 障碍
2	仅 IADLs 失能，无 ADLs 障碍
3	1～2 项 ADLs 障碍
4	3～4 项 ADLs 障碍
5	5～6 项 ADLs 障碍
6	死亡

表 2 - 5 胡宏伟等（2015）对老年人生活自理能力的划分

状态	状态描述
1 健康	无 IADLs 障碍和 ADLs 障碍
2 轻度失能	有 1 项及以上 IADLs 障碍，无 ADLs 障碍
3 中度失能	1～3 项 ADLs 障碍
4 重度失能	4 项及以上 ADLs 障碍
5 死亡	死亡

中国老龄科学研究中心课题组（2011）基于 ADLs 划分作为老年人失能的判定标准（见表 2 - 6），杜本峰等（2013）、景跃军等（2014）、张文娟等（2015b）学者在研究中借鉴了这种划分方法。

表 2 - 6 中国老龄科学研究中心课题组对老年人健康状态的划分

状态	状态描述
完全自理	完成 6 项 ADLs 不费力
部分自理	6 项 ADLs 中有 1 项或多项存在困难

续表

状态	状态描述
不能自理	6 项 ADLs 中有 1 项或多项做不了
轻度失能	1～2 项 ADLs 做不了
中度失能	3～4 项 ADLs 做不了
重度失能	5～6 项 ADLs 做不了

蒋承等（2009）、曾毅等（2012）的划分方法则相对简单，使用 6 项核心 ADLs 指标作为划分老年人生活自理能力的依据，其中，如果 6 项日常生活自理能力都无须他人帮助的老年人归为生活自理能力"完好"或"能自理"，有 1 项及以上需要他人帮助的老年人归为"不能自理"。

除 ADLs 和 IADLs 之外，也有学者考虑将老年人的认知功能、精神状况及疾病等方面是否出现障碍，以及程度轻重作为老年人失能与照料需求的划分标准，如黄枫等（2012）结合认知功能简易量表（MMSE）划分老年人的健康状态（见表 2－7）。

表 2－7　　　　黄枫等（2012）对老年人健康状态分类情况

状态	状态描述
健康	无任何功能障碍
健康受损	IADLs 功能障碍或 1～2 项 ADLs 障碍；无认知功能障碍
功能障碍	3 项及以上 ADLs 障碍或认知功能障碍
死亡	身故

本书认为具有认知障碍、神经状况不佳以及疾病困扰导致老年人丧失最基本的日常生活能力以及独立生活能力而产生照护需求，将这些因素与 ADLs 和 IADLs 并行作为判定老年人失能的标准不符合逻辑且存在重复计算。而单纯依据老年人对 ADLs 的完成情况作为判断其生活自理

能力与照护需求的标准并不妥帖，老年人是否具有照护需求取决于其能否独立生活，ADLs 仅反映了老年人在吃饭、穿衣、如厕、洗澡等最基本的日常生活自理能力。实际上，存在着相当一部分老年人（尤其是高龄老人），其 ADLs 各项指标良好，但不能完成"能否独自外出买东西""做饭"等 IADLs 活动，也决定其无法独立生活，因此，应采用 ADLs 和 IADLs 相结合的方法来判定老年人是否失能及其失能程度，本书将按照此标准对老年人的生活自理能力进行判定。

二、老年人长期照护模式的理论分析

有关家庭结构与老年人照护模式选择的相关论述最早见著于现代化理论，该理论认为 18 世纪以来的工业化和城市化过程标志着"传统社会"向"现代社会"转变，引发了家庭体系的重组，使代际同住安排日渐式微（Parsons and Bales，1955；Goode，1963）。社会学家伯吉斯在现代化理论框架下提出"核心家庭"的概念，并指出其在现代社会中的核心作用（Burgess，1916）；社会学家古德也使用二分法，以亲子关系和夫妻关系的相对重要性为标准，将家庭结构划分为夫妻家庭和传统家庭，并提出现代化过程将使得所有家庭趋同为夫妻家庭（Good，1963）。

20 世纪 70 年代以来英国历史和人口学家斯通、麦克法兰和拉斯莱特通过对欧洲历史、人口和家庭的研究发现欧洲家庭在传统社会时就已具备了现代家庭的主要特点——核心家庭结构和低生育率，据此提出了文化影响论，其基本观点是各国的家庭模式差别主要受文化的影响并不取决于经济发展水平（Shorter，1977；Stone，1980；Laslett，1972；Macfarlane，1986，1987）。因此，现代化理论认为家庭结构随经济发展水平的提高而逐渐趋向于核心家庭模式；而文化影响论认为不同的居住安排古已有之，早在第一次工业革命之前核心家庭便是西欧社会的主要结构。

自 20 世纪 80 年代开始，学者对家庭结构变迁进行了微观层次的研究（Caldwell，1976，1982；Becker，1976，1991），侧重于从个体的角度探讨居住方式的形成和运作机制，认为老年人的照护模式选择是个体在不同的经济条件和文化背景下做出的理性选择，陈皆明等（2016）将其称之为理性选择理论，在该理论框架下老年人的照护模式是在一系列现实约束下理性选择的结果。在理性选择框架下，关于老年人照护模式选择的微观研究主要涉及人口学变量、社会经济因素、文化伦理与代际支持等方面，主要研究文献与结论如下：

（1）人口学变量与社会经济因素对老年人照护模式选择的研究

孙鹃娟（2013）通过分析"六普"数据指出农村户籍、女性、丧偶、低文化程度、身体不健康、以子女供养为主要收入来源的老人更有可能选择家庭养老，与子女和孙子女同住。顾永红（2014）基于全国东、中、西部9省千户的调查数据，采用二元logistic模型，指出个体特征（性别因素、婚姻状况和文化程度）、家庭状况（家庭成员人数、老年人子女数量）和经济状况（经济来源途径及评价）能显著影响农村老年人的居住意愿。张丽萍（2012）文章基于2011年中国社会状况调查数据，指出婚姻状况、教育程度、居住地类型、生活费来源以及日常活动能力对老年人的养老需求有显著影响。江克忠等（2014）利用2008年"中国健康与养老追踪调查"（CHARLS）数据发现经济因素能显著影响老年人的实际居住安排与意愿，与成年子女共同居住的老年人的收入水平显著低于独立居住的老年人，而居住意愿也表现出相同的特征。焦开山（2013）基于"中国老年人健康影响因素跟踪调查数据"（CLHLS），运用随机效应Probit模型分析老年人婚姻状况与居住方式的关系，指出丧偶的老年人更可能与子女同住，江克忠等（2014）也得到相同的研究结论。

（2）文化伦理与代际支持对老年人照护模式选择的研究

我国"养儿防老"现象普遍存在，郭志刚（2002）发现老年人在进行养老模式选择时表现出强烈的性别偏好更倾向于与儿子同住，而在没有儿子的情况下老年人才选择女儿同住作为不能与儿子同住的补偿和替代（徐琪，2013），江克忠等（2014）的研究也指出老年人与男性已婚子女共同居住的概率明显大于女性已婚子女，尤其在农村老年人与已婚儿子同住成为主流（王跃生，2014）。代际支持也是影响老年人居住安排的关键变量，左冬梅等（2011）利用西安交通大学人口研究所的调研数据，采用 logistic 多元回归模型，指出除社会人口学特征外，来自子女的情感支持、经济支持和生活照料能够显著影响农村老年人的居住意愿。陈皆明等（2016）指出中国城乡老年父母是否与其子女同住是父代和子代两代人共同协商的结果，主要受双方经济资源的影响，父代和子代的经济条件越好，同住的可能性越低；经济条件越差，同住可能性越高。

三、老年人长期照护的研究评述

本书通过在知网和谷歌学术搜索（Google scholar）进行检索发现目前国内外公开发表的关于中国老年人长期照护的经济学期刊论文主要有20篇，数量之少反映出中国该领域的相关研究尚不充分，通过对研究文献进行梳理发现研究内容主要集中在以下5个方面：

（1）在宏观层面上指出传统家庭照护模式难以为继，老年人长期照护服务行业需求旺盛

弗莱厄蒂等（Flaherty et al.，2007）指出计划生育政策的实施使得人口老龄化进程加快与照护服务需求增加，使得家庭面临着越发沉重的照护负担。而胜和塞特尔（Sheng and Settles，2006）通过对人口总量、家庭规模等指标进行中美比较，发现我国的社会人口结构与美国趋同，家庭规模缩减，婚姻不稳定增加等将使得传统家庭养老模式逐渐减少。谭和贝利（Tan and Bailey，2012）通过对中国大学生的调研也发现大学生在对父母老年时的照护问题上更青睐于以选择购买社会服务（雇保姆或机构照护）的方式，因此传统的家庭照护模式正在逐渐瓦解，中国正面临着前所未有的社会化和专业化的老年人照护需求。

（2）老年人长期照护服务行业供给不足

冯等（Feng et al.，2012）指出中国老年人长期照护行业发展失衡，

需求旺盛的居家和社区养老服务发展较慢、机构养老设施建设盲目扩张，且面临着行业制度建设缺乏、监管框架薄弱与执行能力不足等问题。詹等（Zhan et al.，2006）通过对 12 个养老机构中的 265 位老年人进行走访，结果发现国有养老机构由于存在体制优越性，使得其在基础设施、生活环境等方面均好于私营机构，并指出这种不公平的竞争机制会阻碍行业的良性发展。吴等（Wu et al.，2005）从组织类型、管理机构、资金来源以及服务人员构成等方面综合分析了上海社区养老照护的运营模式，指出社区养老照护服务存在诸多问题有待完善，如服务内容单一、服务人员专业水平不高、质量管理薄弱等。班纳吉等（Banerjee et al.，2015）从照护服务人员的角度分析行业服务供给质量低下的原因，通过对近 700 名照护服务人员进行调研指出主要存在 4 个方面问题，分别为：严格的常规性与任务式照护管理方法使得服务人员提供"流水线式照护"；缺乏时间与老年人培养感情，使得被照护者感受不到温情；问责制的实施，使得照护人员需要挤占照护服务时间进行书面记录；工资收入和社会地位低，缺少决策权与情感关怀。

（3）对需要照护的老年人口规模与结构进行估算

张文娟等（2015a）对中国已有 CLHLS，SSAPUR，CHRLS[①] 等微观调查数据所采用的测量方法和统计口径进行比较，分析 2010～2011 年中国需要照护的老年人占比在 10.48%～13.31% 之间。张文娟等（2015b）进一步使用 CLHLS，SSAPUR，CHRLS 合并数据及第六次人口普查，采用苏利文法（Sullivan）估算得到 2010 年中国 60 岁及以上老年人口的失能率为 11.2%，60 岁老年人口的生活自理预期寿命为 17.22 岁，平均带残存活时间为 2.53 年。黄枫等（2012）采用 CLHLS 数据并使用连续时间齐性 Markov 过程计算得到 2016 年我国需要护理的老年人数量超过 1000 万，约占老年人口总数的 6.7%。景跃军等（2014）使

---

① CLHLS 数据是北京大学进行的"中国老年人健康长寿影响因素跟踪调查"；SSAPUR 数据是中国老龄科研中心组织的"中国城乡老年人口状况跟踪调查"；CHRLS 数据是北京大学组织的"中国健康与养老跟踪调查"。

用 SSAPUR 数据采用描述性统计分析法,分析 2000~2015 年失能老年人口的变动情况,结果发现城市中有 77.1% 的失能老人需要照料,农村中有 61.8% 的失能老人需要照料。

（4）对老年人长期照护成本的估算

胡宏伟等（2015）使用 CLHLS 纵贯数据和第六次人口普查数据并采用连续时间齐性 Markov 过程估算得到 2014~2050 年老年护理服务有效需求从 1172.42 亿元上升至 1.60 万亿元,其中重度失能老人护理服务有效需求从 276 亿元上升至 4944 亿元。曾毅等（2012）结合人口普查数据与 CLHLS 数据采用多为家庭人口预测模型分析老年生活自理能力和家庭照料成本的变动情况,发现在计划生育政策不变的情况下,到 2030 年和 2050 年平均每位劳动者负担的老年家庭照料支出分别至少等于 2000 年的 3.0~4.1 倍与 6.8~12.6 倍。蒋承等（2009）采用 CLHLS 数据利用多状态生命表法从生命历程的角度估算了中国 65 岁及以上老年人余生中期望日常照料成本和临终前照料成本。

（5）关于长期照护服务行业劳动需求与供给的研究

封婷等（2016）使用中国第三次经济普查和澳大利亚老年照料劳动力调查等数据,将中国与澳大利亚数据相匹配,预测 2015~2050 年老年照料劳动力需求,结果发现如果老年人的照护模式为家庭非正规照料,到 2030 年和 2050 年的照料劳动力需求将达到 691 万和 3262 万,年复合增长率高达 13.91%。俞卫等（2012）使用 CHARLS 数据,采用简单比例分布法建立老年照料服务体系并模拟上海老年照料服务需求量和结构的变化趋势,结果发现上海老年照料服务需求总量在 2020 年前快速增长,相对于传统的机构养老,家庭—社区优先的养老体系更能缓解社会的养老压力。刘等（Liu et al.，2010）使用 1993~2006 年中国营养与健康数据进行回归分析,结果发现已婚女性照护公婆显著降低了其就业机会和工作时间。詹和蒙哥马利（Zhan and Montgomery，2003）搜集了 110 个家中有老人需要照护的照护者信息用于研究成年子女的照护行为,多元回归模型结果表明,家庭结构与经济结构转变使得传统的家庭养老的模式受到很大挑战,独生成年子女由于面临着经济社会各方面的压力很难分身照料家中老人，家庭照护行为供给者主要是经济不独立的成年女性。

综上，通过对当前研究文献的回顾和梳理发现关于老年人长期照护的研究存在三个方面的内容仍待进一步完善：

①关于照护需求的量化研究较少且主要集中对现状或未来较短时间内的失能老年人口规模与照护需求，而没有反映出其长期变动趋势。例如，张文娟等（2015a，2015b）和蒋承等（2009）研究了某一（某几个）年份我国的失能老人规模与照料费用，预测期限较短；

②对照护需求成本费用的预测较多，而对行业照护人员的需求分析凤毛麟角。蒋承等（2009）、曾毅等（2012）和胡宏伟等（2015）分别从城乡差异、性别差异、失能程度以及时间纵贯视角研究老年人的照护费用，仅封婷等（2016）估算了我国失能老年人照护服务的劳动力需求；

③较少涉及养老服务体系的构建，使得预测结果缺乏客观依据。仅俞卫等（2012）和封婷等（2016）粗略地将失能老人与照料模式相对应，俞卫等（2012）构建了家庭—社区优先的照护服务体系并以2008年CHRLS数据预测上海市的照护服务需求；封婷等（2016）设定了5照护模式并讨论每种模式的合理性，指出家庭非正规照料的劳动力需求将在2050年将达到3262万人。

因此，本书致力于构建一套合理的养老服务体系，在此基础上预测未来较长一段时间内需要照护的老年人口数量及相应的劳动力需求。

第三章

人口政策对老年人规模变动的实证分析

为缓解日益严重的人口老龄化中国自 2014 年开始全面实施"单独二孩"政策，但收效甚微，又于 2016 年启动实施"全面二孩"政策，允许一对夫妇生育两个孩子。然而该政策是否能够使未来出生人口大量增加？有效缓解人口老龄化进程呢？囿于时间与数据的限制，当前学术界对于"全面二孩"政策的实施效果的实证研究文献较少且尚未形成一致意见。

例如，翟振武等（2014a）利用 2005 年全国 1% 人口抽样调查数据和 2013 年全国生育意愿调查数据，指出"全面二孩"政策能够明显改善我国总人口未来负增长趋势，增加劳动力供给，延缓人口老龄化进程。翟振武等（2014b）进一步指出育龄妇女的生育意愿与生育水平在不断降低，即使取消生育限制在整个 21 世纪我国人口老龄化趋势也不可逆转。乔晓春（2014）同样基于 2005 年全国 1% 的人口抽样调查数据和 2013 年全国生育意愿调查数据，指出"全面二孩"政策下我国的年度出生人口峰值在 2200 万～2700 万之间，并对"全面二孩"的政策效果并不乐观。孟令国等（2016）基于央广网公布的相关数据，采用 Leslie 模型预测"全面二孩"政策对人口老龄化的影响，结果发现该政策对人口老龄化的缓解作用并不显著。王金营等（2016）基于 2013 年全国生育意愿调查数据，使用分家庭类型的分年龄别孩次递进生育率模型预测"全面二孩"的政策效果，指出该政策仅在一定程度上放缓总人口的减少速度和人口年龄结构的老化速度，但不能从根本上改变我国人口的基本发展趋势。

本章使用 2010 年第六次人口普查数据以及 2010~2015 年我国新增出生人口数量与性别比推算 2015 年我国的人口结构，并结合 2013 年全国生育意愿调查数据，采用双性别 Leslie 扩展模型模拟"全面二孩"政策对人口老龄化的影响，为我国人口政策转变提供数据支持。

第一节 人口政策沿革与老龄化

自 1949 年新中国成立以来，我国的人口政策经历了三个阶段，分别为：计划生育政策、"单独二孩"政策和"全面二孩"政策。始于 20 世纪 70 年代末期的计划生育政策在我国实施了 30 多年，造成人口老龄化加剧、少子化和劳动力短缺的局面，一定程度上影响了我国经济的可持续发展。于是为优化人口结构，从 2013 年开始我国的计划生育政策开始松动，"单独二孩"与"全面二孩"政策相继出台。

一、计划生育政策

新中国成立后的 20 多年里我国的人口总量曾一度失控，有资料显示，1949 年我国总人口规模为 5.42 亿，到 1954 年增加至 6 亿，1964 年总人口规模超过 7 亿，10 年间人口净增加 1 亿；而至 1969 年总人口规模超过 8 亿，1974 年超过 9 亿，净人口增加 1 亿只用了 5 年，时间缩短一半（原新，2016）。当时妇女的总和生育率达到 6 左右，特别是 1963 年，总和生育率最高值达到 7.5，创下历史最高纪录。人口的迅速增长与经济发展陷入泥淖形成强烈反差，为控制人口数量和提高人口素质，自 20 世纪 70 年代早期我国开始在全国范围内推行计划生育政策。

1973 年开始我国以"晚、稀、少"（晚婚、晚育、少生）的弹性政策拉开了计划生育的序幕，到 20 世纪 70 年代中期家庭生育孩子数量提倡最多 3 个，70 年代后期过渡到最好 2 个。1978 年"国家提倡和推行计划生育"被写入《宪法》，1980 年中共中央《关于控制我国人口增长问题致全体共产党员共青团员的公开信》明确提出"提倡一对夫妇只生一个"的独生子女刚性政策，自此人口管控进入最严格时期。1982 年，中共中央十二大会议报告把计划生育确立为一项基本国策，同年《宪法》修订又增加了"夫妻双方有实行计划生育的义务"条款。1984 年，为了缓和农村生育与生产生活的矛盾，对农村家庭实施"一孩半政策"（即第一胎是男孩就不能再生第二胎，第一胎是女孩可以再生第二胎）。全国范围内实行"一对夫妇只生一个孩子"的计划生育政策产生了大量的独生子女家庭，20 世纪 90 年代开始，各省区市逐步实现了"双独二孩"（即夫妻双方是独生子女允许生两个孩子）政策。进入 21 世纪以来，个别省区市（海南省、宁夏回族自治区、新疆维吾尔自治区、西藏自治区、云南和青海）逐步实行了农村普遍二孩政策（王广州，2009；孟令国等，2016）。至此，形成了城镇"一孩"、农村"一孩半"、部分人群和省份"二孩"，少数民族适当放宽的基本格局。

在计划生育政策贯彻执行 30 多年里，中国的人口增速得到有效控制。如表 3-1 所示，总和生育率由 20 世纪 70 年代的 5.8 到 21 世纪以来下降到 1.8 左右。年度净增人口规模从 1970 年的 2321 万人大幅减少到 1979 年的 1283 万人，人口自然增长率则相应地从约 2.6% 净值降至约 1.2%；进入 21 世纪以来，中国的人口增度继续放缓，年度净增人口数量从近 900 万人减少至最低时只有约 640 万人，人口自然增长率则从近 0.7% 降至最低时只有约 0.48%，尤其从 2010 年开始，人口增速出现 20 世纪 60 年代以来的最低水平，年度净增人口数量低于 670 万人，自然增长率基本在 0.5% 左右（翟振武等，2016）。与此同时，随着城镇化和教育等社会经济水平的不断提高，居民的生育意愿也有所下降。1985 年第一期深入生育力调查和 1990 年当代中国妇女地位调查数据显示，1985 年和 1990 年我国育龄妇女的意愿生育子女数分别为 2.40 和 2.23；2002 年全国城乡居民生育意愿调查数据反映出育龄妇女的意愿生育子女数降至 2.04；2007 年全国居民生育意愿社情民意调查中意愿生育子女数进一步降至 1.89；到 2012 年中国家庭幸福感热点问题调查数据显示意愿生育子女数又降至 1.86（王军等；2013；庄亚儿等，2014）。

表 3-1   净增人口与生育意愿的变动情况

年份	年度净增人口规模（万人）	年份	育龄妇女的意愿生育子女数（个）
1970	2321	1985	2.40
1979	1283	2002	2.04
2010	<670	2012	1.86

注：此表根据翟振武（2016）、王军等（2013）、庄亚儿等（2014）整理而成。

　　计划生育政策在控制中国的人口规模与人口增速、使国民素质大幅提高的同时，也使得中国的人口结构问题日益凸显，性别比例严重失衡与老龄化进程加快。如表 3-2 所示，1982 年第三次全国人口普查时的出生人口性别比为 107.6，略高于正常范围上限值，此后，一方面，出生人口性别比不断增大，到 1990 年增大至 111.29，2000 年高达 116.86，2004 年进一步上涨至 121.2 创历史最高纪录，2005～2013 年出生人口性别比稍有下降，到 2013 年出生人口性别比仍高达 117.6，是世界上出生人口性别比结构失衡最严重的国家（翟振武等，2015）。另一方面，我国老年人口规模迅速增加，并且在未来一段时间内将进一步持续增大，人口老龄化趋势已不可逆转。根据中国第六次人口普查数据显示，2010 年 60 岁及以上的老年人口数为 1.78 亿，占总人口的比重为13.26%，较 2000 年人口普查上升 2.93 个百分点，其中 65 岁及以上人口占 8.87%，比 2000 年人口普查上升 1.91 个百分点。这两个指标均超过"老龄化社会"的国际标准，意味着我国已经步入人口老龄化阶段（张川川等，2014）。《中国老龄事业发展报告》指出，2013 年我国的老年人口数量首次超过 2 亿，到 2050 年 60 岁以上的老年人口预计将突破4.8 亿，其中 80 岁以上的老年人口规模将超过 1 亿（沈君彬，2015）。

在联合国的中方案生育率①假定下，我国 65 岁及以上老人占总人口的比例将从 2000 年的 6.9% 增长到 2030 年的 15.7%，到 2050 年将进一步增长到 22.7%。而据联合国中死亡率预测分析，2010 年我国 65 岁及以上老年人人口规模为 1.19 亿，占总人口 8.9%，到 2050 年将增加到 3.31 亿，占总人口的 25.6% （U. N.，2011）。

表 3 - 2　　　　　　　出生人口性别比与老年人口比例　　　　　　单位：%

年份	出生人口性别比（男/女）	年份	老年人口（65岁及以上）占比
1982	107.6	2000	6.9
1990	111.3	2010	8.9
2000	116.9	2030	15.7
2004	121.2	2050	25.6
2013	117.6		

人口老龄化加速和性别比例失衡等人口结构问题严重影响了社会的和谐稳定与经济的可持续发展，于是，自 2008 年开始，我国就启动调整完善生育政策的准备工作，相关部门组织开展了深入调研论证，讨论在计划生育基本国策的框架下实施更为宽松的具体生育政策，为确保生育政策实现平稳过渡，调整将循序渐进开展。目的是在人口增速与规模调控的同时，优化未来的人口结构，延缓老龄化进程和扭转性别结构失衡。

二、"单独二孩"政策

经过长时间酝酿与讨论，2013 年 11 月 15 日，十八届三中全会在《中共中央关于全面深化改革若干重大问题的决定》提出"启动实施一方是独生子女的夫妇可生育两个孩子的政策，逐步调整完善生育政策，

---

① 中方案生育率假定是指中国的总和生育率从 2000 年的 1.8 逐渐增加到 2050 年的 1.9。

促进人口长期均衡发展"；2013 年 12 月 30 日中共中央国务院印发《关于调整完善生育政策的意见》，正式启动"一方是独生子女的夫妇可生育两个孩子"的生育政策（以下简称"单独二孩"政策），并于 2014 年开始在全国范围内实施。截至 2014 年 9 月 17 日，31 个省份均启动了"单独二孩"政策（刘鸿雁等，2015）。

然而受儿童抚养成本增大、劳动力城乡流动频繁等因素的影响，"单独"夫妇的二孩生育意愿较低。加之"单独二孩"政策因只是允许少部分城市人群生育第二孩而对出生率的影响不大（孟令国等，2016），对人口结构的优化调整作用有限。王广州（2012）和庄亚儿等（2014）通过对育龄妇女生育意愿的调查资料进行分析，指出我国的育龄妇女的意愿生育率低于人口更替水平，放开"单独二孩"政策不会引起很大的出生人口堆积。中国人口与发展研究中心在 2013 年在全国范围内进行 6 万多户大样本抽样调查，结果发现农村和城镇"单独"夫妇想要生育第二个孩子的比例分别为 66.0% 和 55.8%，而一些发达城市和地区"单独"夫妇愿意生育二孩的比例仅为 40%（翟振武等，2014；曾毅，2015）。杨菊华（2015）对流动人口"单独二孩"的生育意愿进行调查，发现只有约 22%"单独"家庭愿意生育两个孩子。

自 2014 年"单独二孩"政策实施以来，全国没有出现明显的生育堆积，各省区市符合政策的目标人群（15～49 岁育龄妇女人数）只有 1100 万人，抽样调查有 60% 左右表示意愿生二胎，并计划在 4～5 年内逐渐生育二孩，这意味着按计划平均每年将大约新增 132 万～165 万的出生人口；考虑到出生人口并不会均匀分布，预计年度新增出生人口将在 100 万～200 万左右（原新，2016；翟振武等，2015）。调研数据显示愿意生育第二个孩子的"单独"夫妇中，生育时间明确在 2014 年、2015 年、2016 年的比例分别为 20.5%、12.1%、8.4%，生育时间不明确的占比 59.0%（庄亚儿等，2014），然而截至 2014 年底，只有 100 万对单独夫妇提出再生育二孩的申请；截至 2015 年 5 月，约 145 万对夫妇申请生第二个孩子，仅占符合条件夫妇数量的 12%[①]；截至 2015 年 11 月底，申请生育二孩的数量增加至 191 万，仅占目标人群的 17% 左右，占意愿生育人群的 29%，没有实现预期目标。

国家人口发展战略研究报告指出，为实现人口与经济社会的协调发展，我国的人口总量（不含中国香港地区、澳门地区和中国台湾地区）峰值应控制在 15 亿人口左右，总和生育率保持在 1.8 左右，而"单独二孩"政策下我国人口总量将不会增加太多，峰值低于 14 亿（张迎春等，2014）。阮雅婕等（2015）使用系统动力学模型对"单独二孩"政策进行仿真实验，结果发现在该政策下的新增人口数量并不能实质性地改变中国的人口结构。但值得注意的是，我国的出生人口性别比下降幅度较大，2014 年该值为 115.88 较 2013 年的 117.60 下降了 1.72 个百分点，是自计划生育政策以来降幅最大的一次。

"单独二孩"政策不足以改善我国人口的年龄结构，它没能阻止少儿和青壮年人口数量的下降以及老年人口的迅速增加，未来我国人口老龄化现象仍将十分严重。也有学者指出"单独二孩"政策是过渡性的，是为防止"全面二孩"政策出台产生大规模的生育堆积而发挥着"错峰"作用（刘爽等，2015）。

三、"全面二孩"政策

从实际效果来看，"单独二孩"政策对抵制中国劳动人口减少与人口老龄化的作用有限，于是，从 2015 年 3 月开始，国家卫生和计划生育委员会就全面实施二孩政策进行多方的测算与研究论证，2015 年 10 月 29 日十八届五中全会审议通过的《中共中央关于制定国民经济和社会发展第十三个五年规划的建议》中提出，"我国将在坚持计划生育的基本国策，完善人口发展战略的基础上，全面实施一对夫妇可生育两个

[①]　卫计委：截至今年 5 月中国 145 对夫妇提出二胎申请，人民网，2015 年 7 月 10 日，http：//society. people. com. cn/n/2015/0710/c1008 - 27284835. html。

孩子政策，积极开展应对人口老龄化行动"（即"全面二孩"政策）。2015 年末中央国务院进一步出台《关于实施全面二孩政策 改革完善计划生育服务管理的决定》，"全面二孩"政策于 2016 年 1 月 1 日起正式实施。自此，中国告别了长达 30 余年的独生子女政策，"全面二孩"政策是计划生育政策的延续，我国进入了相对宽松的生育政策新时期。

"全面二孩"政策一经出台便引起社会各界的广泛关注，该政策是否会造成大面积的人口堆积？是否能够扭转人口结构失衡所带来的少子化与老龄化困局？学者们纷纷从不同的角度对此加以分析。朱奕蒙等（2015）利用 2014 年的中国劳动力动态调查数据（CLDS）分析"全面二孩"政策下妇女生育意愿，结果发现育龄妇女中愿意生育二孩的比例仅占 28.9% 左右，并构建内生性劳动供给和生育决策的跨期迭代模型，指出劳动参与率的提高对妇女的生育意愿有显著的负向影响，有工作已婚育龄妇女的二孩生育意愿比无工作已婚育龄妇女的二孩生育意愿低8.43%。靳永爱等（2016）利用 2016 年全国 6 省 12 市生育调查数据，分析中国城市家庭已婚已育一孩妇女生育计划及其影响因素，结果发现：受经济成本与照料压力的影响，在仅有 24.4% 的人计划生育二孩并且有明确的时间安排，而 5.1% 的人计划生育二孩但没有具体的时间安排。阮雅婕等（2015）使用系统动力学模型对"单独二孩"与"全面二孩"政策进行对比试验，结果发现在"全面二孩"政策将导致出生人数增长较快，但不会出现爆炸式增长。孟令国等（2016）采用 Leslie 人口预测模型对"全面二孩"政策后的人口增量与人口结构进行预测，并分析该政策对人口老龄化的影响，结果发现：在理想假设的前提下，"全面二孩"政策将对人口老龄化产生一定缓解作用；但依据"单独二孩"政策的实施效果为基础进一步分析发现，"全面二孩"政策对人口老龄化的缓解作用并不显著。王金营等（2016）文章运用分家庭类型的分年龄别孩次递进生育率模型测算政策目标群体并根据其再生育意愿和计划完成时间推测新增出生人口，结果发现"全面二孩"政策将导致"十三五"期间中国将累计多出生近 2100 万人，到 2030 年达到总人口峰值 14.66 亿，略大于"单独二孩"政策的情况，在一定程度上放缓了总人口和劳动力人口的减少速度，但总人口的减少趋势并没有改变；人口老龄化速度有所放缓，但形势依然严峻，65岁及以上老年人口所占比重将由2010年的9%逐渐上升到2060年的29%左右，80岁及以上的高龄老人占老年人口的比重将从2010年18%快速增长到2060年的42%左右。

基于现有学术研究成果来看，学者对"全面二孩"政策能否优化我国的人口结构，减缓老龄化进程尚未得出一致结论，但就目前"全面二孩"政策实施3年以来，其人口学效果差强人意。符合二孩生育条件的育龄妇女数量在1亿人左右，乔晓春（2014）保守估计在"全面二孩"政策实施后的4~5年内，年度新增出生人口应该在3225万~3684万人之间，而翟振武等（2014）则认为"全面二孩"政策放开后，年度新增出生人口将在3540万~4995万之间。2016年国家统计局根据1‰抽样调查，推算全国出生人口为1786万，生育水平提升到1.7以上，而根据国家卫计委统计数据，全年住院分娩活产数为1846万人①，与2015年1655万出生人口相比，新增人口数量在130万~190万，与预计结果差距较大。

第二节　模型、数据与参数

一、模型选取

（一）人口预测模型评述

人口老龄化的进程不仅与老年人口数量变化直接相关，并且还涉及

---

① 董子畅. 卫计委：2016年是中国新千年来出生人口最多一年，中国新闻网，2017年1月22日，http：//www.chinanews.com/sh/2017/01 – 22/8132476.shtml.

其他年龄人口的变动情况。尽管在未来一段时间内中国老年人口规模将迅速增长已成定局，但是如果"全面二孩"政策能够有效地提高育龄妇女的生育水平，那么大量的新增出生人口便能有效缓解人口老龄化进程。因此，对老龄化进程变动趋势的分析要求对未来总人口规模进行预测。人口预测模型以 MALTHUS 人口预测模型、LOGISTIC 人口阻滞模型、LESLIE 模型的应用最为广泛，MALTHUS 人口预测模型是英国学者马尔萨斯（Malthus）于 1798 年基于 100 余年来的人口统计资料而提出来的一种人口指数增长模型，LOGISTIC 人口阻滞增长模型是荷兰学者维豪（Verhaus）于 1938 年修正了 Malthus 模型的基本假设而提出的，LESLIE 模型是澳大利亚学者莱斯利（Leslie）于 1945 年提出来的一种离散化数学随机模型。此后，英国经济学家斯通（Stone）借鉴经济学中的投入产出技术于 1970 年提出了人口的投入产出模型也在实证研究中得到比较广泛的应用。

与 MALTHUS 模型相比，LOGISTIC 人口预测模型的优势明显，尽管如此，该模型仍不适用于预期中国人口的变动情况，这是因为与国外提倡自然生育相比，中国实施差异性人口政策——计划生育，这种差异会影响到模型中人口增长率变量参数的设定以及社会中人口结构的分布。同时，LOGISTIC 人口预测模型仅涉及人口的总量信息，而不涉及人口结构的变动情况。人口的投入产出模型是对数据的要求较高，在使用该模型进行人口结构预测时，为了估计模型中各年龄段的死亡率、生育率、迁入与迁出率等信息要求分析数据至少为连续 3 年以上的面板数据，例如，李晖等（2013）利用已有数据编制了 2000～2009 年 5 张中国人口投入产出序列表，并结合 ARMA 模型估算我国 2010～2030 年各年人口总量以及各年龄段人口数量。

人口投入产出模型与 Leslie 模型在提供人口总量规模的同时，还能提供人口结构方面的信息。相对而言，Leslie 模型更受学者青睐，该模型以性别和年龄为分组变量构建 Leslie 矩阵，在已知生育率和死亡率指标的情况下可以准确求出年龄段人口数，由于 Leslie 模型影响因素相对较少，参数设定简单且基本不受主观干扰，对中长期人口预测效果较好

（张迎春等，2014），加之该模型可以用 MATLAB 软件程序实现，迭代性强，在实证研究中得到广泛应用。任强等（2011）使用 Leslie 模型分析我国未来 40 年的人口结构变化趋势，并指出这种预测方法具有很强的适用性。张迎春等（2014）使用 Leslie 模型对我国的人口总量与结构进行估算，指出我国人口总量到 2025 年出现负增长，未来总抚养比将高达 82.94%，人口老龄化严重。本书选取 Leslie 模型进行人口老龄化进程预测。

（二）Leslie 模型

1945 年澳大利亚统计学家莱斯利（Leslie）提出了 Leslie 模型，以年龄和性别分组的离散化数学矩阵模型用于人口规模与年龄结构预测。2001 年卢茨和桑德森（Lutz and Sanderson）在 Leslie 模型中加入时间序列分析方法，进而能够较好地对未来世界人口发展变化进行预测。2012 年韦布斯普拉格（W. Webb Sprague）对 Leslie 模型进行二次优化将数据自动处理功能引入到模型中。模型假设在预测期内社会生存环境稳定，没有发生大规模的人口伤亡与迁移，人口数量主要受生育率与死亡率两个因素的影响，且模型设定这两个数值为常数。

1. 单性别 Leslie 模型

设女性的最大生存年龄为 l（单位：年），将区间 $[0, l]$ 作 n 等分得 n 个长度为 $\frac{l}{n}$ 的年龄组，即：

$$\left[\frac{i-1}{n}l, \ \frac{i}{n}l\right], \ i = 1, \ 2, \ \cdots, \ n$$

设第 i 个年龄组 $\left[\frac{i-1}{n}l, \ \frac{i}{n}l\right]$ 的女性个体生育女孩儿的概率为 a_i，存活率为 b_i，并记：

$$X^{(0)} = (x_1^{(0)}, \ x_2^{(0)}, \ \cdots, \ x_n^{(0)})^T$$

其中 $X^{(0)}$ 即为初始时刻该女性的年龄分布向量，然后，选取：

$$t_k = \frac{k}{n}l, \ k = 1, \ 2, \ \cdots$$

同时，设在时刻 t_k 时第 i 个年龄组中女性的数量为 $x_i^{(k)}$，i = 1，2，…，n。若 $X^{(k)} = (x_1^{(k)}, x_2^{(k)}, …, x_n^{(k)})^T$，k = 1，2，…，则 $X^{(k)}$ 即为时刻 t_k 时女性的年龄分布向量。在时刻 t_k 时第一个年龄组中女性数目等于在时段 $[t_{k-1}, t_k]$ 内各年龄组中女性生育的女婴数目之和，即：

$$x_1^{(k)} = a_1 x_1^{(k-1)} + a_2 x_2^{(k-1)} + … + a_n x_n^{(k-1)} \tag{3.1}$$

t_k 时刻第 i + 1 个年龄组中女性的数量等于 t_{k-1} 时刻第 i 个年龄组中女性的存活量，即：

$$x_{i+1}^{(k)} = b_i x_i^{(k-1)}，i = 1，2，…，n - 1 \tag{3.2}$$

则由式（3.1）和式（3.2）可得：

$$\begin{cases} x_1^{(k)} = a_1 x_1^{(k-1)} + a_2 x_2^{(k-1)} + … + a_n x_n^{(k-1)} \\ x_{i+1}^{(k)} = b_i x_i^{(k-1)}，i = 1，2，…，n - 1 \end{cases} \tag{3.3}$$

进一步地，可将式（3.3）转化为式（3.4）：

$$\begin{aligned} x_1^{(k)} &= a_1 x_1^{(k-1)} + a_2 x_2^{(k-1)} + … + a_{n-1} x_{n-1}^{(k-1)} + a_n x_n^{(k-1)} \\ x_2^{(k)} &= b_1 x_1^{(k-1)} \\ x_3^{(k)} &= \quad\quad\quad b_2 x_2^{(k-1)} \\ &……………………………………… \\ x_n^{(k)} &= \quad\quad\quad\quad\quad\quad\quad b_{n-1} x_{n-1}^{(k-1)} \end{aligned} \tag{3.4}$$

由式（3.4）可得 LESLIE 矩阵如式（3.5）所示：

$$L = \begin{bmatrix} a_1 & a_2 & … & a_{n-1} & a_n \\ b_1 & 0 & … & 0 & 0 \\ 0 & b_2 & … & 0 & 0 \\ … & … & … & … & … \\ 0 & 0 & … & b_{n-1} & 0 \end{bmatrix} \tag{3.5}$$

故式（3.4）可转化为式（3.6）：

$$X^{(k)} = L X^{(k-1)}，k = 1，2，… \tag{3.6}$$

对式（3.6）展开得到式（3.7）：

$$X^{(1)} = LX^{(0)}$$
$$X^{(2)} = LX^{(1)} = L^2 X^{(0)}$$
$$X^{(3)} = LX^{(2)} = L^3 X^{(0)} \tag{3.7}$$
$$\cdots\cdots\cdots\cdots\cdots\cdots\cdots\cdots$$
$$X^{(k)} = LX^{(k-1)} = \cdots = L^k X^{(0)}$$

因此，给定女性的存活率、生育率、出生人口性别比以及初始时刻女性的年龄分布向量 $X^{(0)}$，则可计算出 t_k 时刻女性群体的年龄分布向量 $X^{(k)}$，由此可对人口总量及结构进行预测和分析。

2. 扩展的双性别 Leslie 模型

基本的 Leslie 模型能够准确估算出新增人口规模以及女性人口年龄结构，在给定男女性别比的情况下，还可用于计算男性人口的年龄结构，进而得到总人口规模及结构。当前采用基本 Leslie 模型估算总人口规模与结构时为简化计算过程大多假定人口中的性别比与出生人口性别比一致，但是这种处理方法有失科学合理性，人口普查数据表明在各个年龄段上男性的死亡率普遍高于女性，尤其在进入老年时这种现象尤其明显。例如，1990 年人口普查的数据显示，在 80 岁以后性别比快速下降，80～89 岁的性别比为 52、90～99 岁的为 31、100～105 岁的为 21，男性较高的死亡率导致女性高龄老人远多于男性（曾毅，2004）。在此背景下，任强等（2011）学者们对单性别 Leslie 模型进行扩展，得到双性别 Leslie 模型。

双性别 Leslie 模型进一步将男性的年龄迭代过程设定如下：

同样设男性的最大生存年龄为 l（单位：年），将区间 $[0, l]$ 作 n 等分得 n 个长度为 $\frac{l}{n}$ 的年龄组，即：

$$\left[\frac{i-1}{n}l, \ \frac{i}{n}l\right], \ i = 1, 2, \cdots, n$$

设第 i 个年龄组 $\left[\frac{i-1}{n}l, \ \frac{i}{n}l\right]$ 的女性个体生育男孩儿的概率为 a_i^*，男性的存活率为 b_i^*，并记：

$$X^{*(0)} = (x_1^{*(0)}, x_2^{*(0)}, \cdots, x_n^{*(0)})^T$$

其中 $X^{*(0)}$ 即为初始时刻男性的年龄分布向量，然后选取：

$$t_k = \frac{k}{n}l, \quad k = 1, 2, \cdots$$

同时，设在时刻 t_k 时第 i 个年龄组中男性的数量为 $x_i^{*(k)}$，$i = 1$，2，$\cdots$，n。若 $X^{*(k)} = (x_1^{*(k)}, x_2^{*(k)}, \cdots, x_n^{*(k)})^T$，$k = 1, 2, \cdots$，则 $X^{*(k)}$ 即为时刻 t_k 时男性的年龄分布向量。在时刻 t_k 时第一个年龄组中男性数目等于在时段 $[t_{k-1}, t_k]$ 内各年龄组中女性生育的男婴数目之和，即：

$$x_1^{*(k)} = a_1^* x_1^{(k-1)} + a_2^* x_2^{(k-1)} + \cdots + a_n^* x_n^{(k-1)} \tag{3.8}$$

t_k 时刻第 $i+1$ 个年龄组中男性的数量等于 t_{k-1} 时刻第 i 个年龄组中男性的存活量，即：

$$x_{i+1}^{*(k)} = b_i^* x_i^{*(k-1)}, \quad i = 1, 2, \cdots, n-1 \tag{3.9}$$

则由式 (3.8) 和式 (3.9) 可得：

$$\begin{cases} x_1^{*(k)} = a_1^* x_1^{(k-1)} + a_2^* x_2^{(k-1)} + \cdots + a_n^* x_n^{(k-1)} \\ x_{i+1}^{*(k)} = b_i^* x_i^{*(k-1)}, \quad i = 1, 2, \cdots, n-1 \end{cases} \tag{3.10}$$

进一步地，可将式 (3.10) 转化为式 (3.11)：

$$\begin{cases} x_1^{*(k)} = a_1^* x_1^{(k-1)} + a_2^* x_2^{(k-1)} + \cdots + a_{n-1}^* x_{n-1}^{(k-1)} + a_n^* x_n^{(k-1)} \\ x_2^{*(k)} = b_1^* x_1^{*(k-1)} \\ x_3^{*(k)} = b_2^* x_2^{*(k-1)} \\ \cdots\cdots\cdots\cdots\cdots\cdots\cdots\cdots\cdots \\ x_n^{*(k)} = b_{n-1}^* x_{n-1}^{*(k-1)} \end{cases} \tag{3.11}$$

由式 (3.4) 结合式 (3.11) 可得单性别 LESLIE 矩阵的双性别扩展矩阵如式 (3.12) 所示。

$$
L^* = \begin{bmatrix}
a_1 & a_2 & \cdots & a_{n-1} & a_n & 0 & 0 & \cdots & 0 & 0 \\
b_1 & 0 & \cdots & 0 & 0 & 0 & 0 & \cdots & 0 & 0 \\
0 & b_2 & \cdots & 0 & 0 & \cdots & \cdots & & \cdots & \cdots \\
\cdots & \cdots & & \cdots & \cdots & \cdots & \cdots & & \cdots & \cdots \\
0 & 0 & \cdots & b_{n-1} & 0 & 0 & 0 & \cdots & 0 & 0 \\
a_1^* & a_2^* & \cdots & a_{n-1}^* & a_n^* & 0 & 0 & \cdots & 0 & 0 \\
0 & 0 & \cdots & 0 & 0 & b_1^* & 0 & \cdots & 0 & 0 \\
\cdots & \cdots & & \cdots & \cdots & 0 & b_2^* & \cdots & 0 & 0 \\
\cdots & \cdots & & \cdots & \cdots & 0 & 0 & \cdots & 0 & 0 \\
0 & 0 & \cdots & 0 & 0 & 0 & 0 & \cdots & b_{n-1}^* & 0
\end{bmatrix} \tag{3.12}
$$

故总人口的性别年龄结构可以表述为：

$$
\begin{pmatrix} X^{(k)} \\ X^{*(k)} \end{pmatrix} = L^* \begin{pmatrix} X^{(k-1)} \\ X^{*(k-1)} \end{pmatrix}, \ k = 1,\ 2,\ \cdots \tag{3.13}
$$

对式（3.13）展开得到式（3.14）：

$$
\begin{pmatrix} X^{(1)} \\ X^{*(1)} \end{pmatrix} = L^* \begin{pmatrix} X^{(0)} \\ X^{*(0)} \end{pmatrix}
$$

$$
\begin{pmatrix} X^{(2)} \\ X^{*(2)} \end{pmatrix} = L^* \begin{pmatrix} X^{(1)} \\ X^{*(1)} \end{pmatrix} = L^{*2} \begin{pmatrix} X^{(0)} \\ X^{*(0)} \end{pmatrix} \tag{3.14}
$$

$$
\cdots\cdots\cdots\cdots\cdots\cdots\cdots\cdots\cdots\cdots\cdots
$$

$$
\begin{pmatrix} X^{(k)} \\ X^{*(k)} \end{pmatrix} = L^* \begin{pmatrix} X^{(k-1)} \\ X^{*(k-1)} \end{pmatrix} = \cdots = L^{*k} \begin{pmatrix} X^{(0)} \\ X^{*(0)} \end{pmatrix}
$$

二、参数估算

由于双性别 Leslie 模型考虑了各年龄段上男性与女性的存活率差异，能够更加准确地预测未来人口结构与总量信息，因此，本书使用扩展的双性别 Leslie 模型估算"全面二孩"政策实施后未来 100 年内我国人口老龄化进程。由于"全面二孩"政策于 2016 年开始在全国范围内开始实施，扩展的双性别 Leslie 模型要求我们估算出 2015 年总人口的性别年龄结构、"全面二孩"政策下的生育率水平、出生人口性别比以及存活率等信息。本节将对以上指标逐一展开估算。

（一）生育率与年龄结构

由于近两年我国计算生育政策有所松动，从 2014 年开始全面实施"单独二孩"生育政策，2016 年又进一步实施"全面二孩"的宽松生育政策，生育率将发生变化，而使用 Leslie 模型预测人口老龄化进程，生育率指标的准确性至关重要。学术界普遍使用生育意愿来估计生育率水平，实际上育龄妇女的生育水平取决于其实际生育行为，通常与生育意愿存在一定程度的偏差，但生育意愿能够较好地预测生育行为，是估计未来生育率的重要参考指标（庄亚儿等，2014；靳永爱等，2016）。

本节根据中国人口与发展研究中心 2013 年 8 月对全国 29 个省区市（不包括西藏和新疆）的"全国生育意愿调查"数据分析"全面二孩"政策目标人群的二孩生育意愿，并结合 2010 年第六次人口普查数据估算政策实施后育龄妇女的生育率水平。分析步骤如下：第一步，计算调查样本中"全面二孩"政策的目标人群数量；第二步，估算调查样本中"全面二孩"政策的意愿生育人数；第三步，在前两步的基础上计算育龄妇女的意愿生育率，并以此作为"全面二孩"政策下育龄妇女第二个孩子生育率增量上限的估计值，进而得到本书人口预测模型中生育率的波动区间。

1. 数据说明

全国生育意愿的调查对象是全国 29 个省区市 2013 年 8 月年龄为 20~44 周岁有配偶的男性和女性育龄人群，设计样本为 63600 人，采取分层、多阶段、与规模成比例的 PPS 抽样方法，样本数据按照第六次全国人口普查数据进行事后加权，能够代表全国 29 个省区市的 20~44 岁人群的分布结构。

由于调查对象既有男性也有女性，是家庭夫妇中的一方，不涉及夫妻双方同时被调查的情况，Leslie 模型中需要考察适龄女性的生育率，因此，本书将丈夫的生育意愿视为与其妻子一致，是二者共同协商的结果，并假设丈夫的年龄与其妻子相同，在此假设下，"全国生育意愿调查"的群体可以近似视为 20～44 周岁已婚女性的生育意愿调查。之所以将调研人群定位在 20～44 岁，是因为 20 岁以下和 44 岁以上妇女生育二孩的比例较小，如表 3－3 所示，在 2010 年第六次人口普查中 15～19 岁和 45～49 岁育龄妇女的二孩生育率分别为 0.37‰和 1.74‰，而在 20～44 岁年龄段上育龄妇女二孩生育率的平均水平高达 10.42‰，因此这两个年龄段群体受"全面二孩"政策的影响非常小，本书认为原因主要有两点：第一，对于年龄在 20 岁以下的女性而言，近年来随着中高等教育的普及与扩招，20 岁以下女性结婚的比例逐渐减小，在 20 岁之前结婚并生育两个孩子的概率极低；第二，对于年龄在 44 岁以上的女性而言，由于自身的身体素质以及年龄限制基本已经丧失了生育二孩的能力，大多不会考虑生育。

表 3－3　2010 年第六次人口普查中 20 岁以下及 44 岁以上育龄妇女的生育情况

年龄	平均育龄妇女人数	出生人数	生育率（‰）	第一孩		第二孩		第三孩及以上	
				出生人数	生育率（‰）	出生人数	生育率（‰）	出生人数	生育率（‰）
15～19 岁	4634347	27474	5.93	25627	5.53	1730	0.37	117	0.03
45～49 岁	4815806	22535	4.68	9624	2.00	8363	1.74	4548	0.94
总体水平	35725466	1190060	33.31	739866	20.71	372295	10.42	77899	2.18

资料来源：该表根据国家统计局网站公布的第六次人口普查数据中的表 6－3 中数据整理而成，网址链接：http://www.stats.gov.cn/tjsj/pcsj/rkpc/6rp/indexch.htm。

该调查的全国设计样本总量为 63600 份，最终有效样本数为 63037。调查样本中，农业户籍占比 72.4%，非农户籍占比 27.6%；调查对象居住地实施"一孩"生育政策占比 40.2%，"一孩半"生育政策占比

49.5%，"二孩"生育政策占比 8.1%，三孩及以上占比 0.6%，不了解当地生育政策占比 1.6%；调查对象中尚未生育孩子的占比 5.9%，生育 1 个孩子的占比 58.4%，生育 2 个孩子的占比 31.5%，3 个及以上孩子的占比 4.2%。样本的基本分布情况如表 3-4 所示。

表 3-4   **全国生育意愿调查数据基本情况**

分组变量	详细分组	频数	频率(%)	分组变量	详细分组	频数	频率(%)
年龄组	20~24 岁	4036	6.4	生育政策	一孩	25367	40.2
	25~29 岁	10989	17.4		一孩半	31213	49.5
	30~34 岁	15189	24.1		二孩	5109	8.1
	35~39 岁	15727	24.9		三孩及以上	359	0.6
	40~44 岁	17097	27.1		不了解	988	1.6
性别	男	29687	47.1	户口性质	农业	45655	72.4
	女	33350	52.9		非农业	17382	27.6
受教育程度	小学及以下	9667	15.3	家庭现存子女数	零孩	3684	5.8
	初中	30898	49.0		一孩	36851	58.5
	高中	11918	18.9		二孩	19836	31.5
	大专及以上	10553	16.7		三孩及以上	2666	4.2

资料来源：该表依据庄亚儿等（2014）整理而成。

2. "全面二孩"政策的目标人群数量

乔晓春等（2014）认为"全面二孩"政策的目标人群需要符合两个条件：一是，育龄妇女当前只生养 1 个孩子；二是，户籍所在地属于"一孩"生育政策地区或"一孩半"生育政策地区且目前只生养 1 个男孩。"全国生育意愿调查"数据中一孩家庭在不同生育政策地区的分布情况如表 3-5 所示，分布在"一孩"生育政策地区的样本数为 19149，分布在"一孩半"生育政策地区且生养 1 个男孩的样本数为 9552，分别占 1 孩家庭总数的 52.0% 和 25.9%（见表 3-5）。

表3-5　　　　　　　　一孩家庭在不同生育政策地区的分布情况

生育政策	一孩	一孩半（现有1男）	一孩半（现有1女）	二孩	三孩及以上	不了解	合计
频数	19149	9552	5603	1889	126	531	36850
占比（%）	52.0	25.9	15.2	5.1	0.3	1.4	100.0

资料来源：该表依据庄亚儿等（2014）整理而成。

本书认为调查样本中目前有0个孩子但户籍所在地属于"一孩"生育政策地区或"一个半孩子"生育政策地区的育龄妇女也全部或部分属于"全面二孩"政策的目标人群。假设尚未生育孩子的夫妇完全具备生育能力且未来有生育孩子的计划，其在不同生育政策的分布结构与样本总体相同，那么由表3-4，未生育家庭分布在"一孩"和"一孩半"生育政策地区的比重分别为40.2%和49.5%，并假设其未来生育的第一孩子性别比例与表3-5中一孩家庭在"一孩半"生育政策地区的比例相同，那么，样本中尚未生育孩子的已婚妇女符合"全面二孩"政策的目标人群数量为：

$$3684\left(40.2\% + 49.5\% \times \frac{9552}{9552 + 5603}\right) = 2630$$

而在"一孩半"政策地区且生养1个女孩的已婚妇女、"二孩"生育政策地区、"三孩及以上"生育政策地区的已婚妇女本就可以生育第二个孩子，不受"全面二孩"政策的影响，因此不属于"全面二孩"政策的目标人群。

综上，样本中符合"全面二孩"政策的目标人群数量为19149 + 9552 + 2630 = 31331，占样本总数的比重$\frac{31331}{63037} \times 100\% = 49.7\%$。

3. "全面二孩"政策的意愿生育人群数量与意愿生育率

"全面二孩"政策的意愿生育人群是指该政策的目标人群中有生育二孩意愿的群体。全国生育意愿调查数据显示，仅生养1个孩子的被调查对象中，要第二个孩子的占比48.1%，不要第二个孩子的占比

38.4%，表示"说不好"的占比13.6%。假定"全面二孩"政策的目标人群的生育意愿与一孩家庭的生育意愿一致，便可得到目标人群的生育意愿，其中，想要第二个孩子的样本数为31331×48.1%=15070，不想要第二个孩子的样本数为31331×38.4%=12031，表示"说不好"的样本数为31331×13.6%=4261。

乔晓春等（2014）将被调查者要第二个孩子的人数作为意愿生育人数的下限，将要第二个孩子与"说不好"的人数之和作为意愿生育人数的上限，进而得到意愿生育二孩人数/目标人群的一个区间估计在 [48.1%，61.6%]，进而得到意愿生育人数的分布区间为 [15070，19331]。庄亚儿等（2014）则假设对是否生育第二个孩子表示"说不好"的人群中，未来实际生育第二个孩子的比例与调查中明确表示是否要生育第二个孩子的分布相同，分别为 $\frac{48.1\%}{48.1\% + 38.4\%}$ = 55.6% 和

$\frac{38.4\%}{48.1\% + 38.4\%}$ =44.4%，因此，得到意愿生育二孩人数的点估计为31331×55.6%=17422。

本书定义"二孩意愿生育率"的计算方法为："二孩意愿生育率=意愿生育二孩人数/样本总量"，并据此作为"全面二孩"政策下第二个孩子生育率增量的上限值，按照乔晓春等（2014）的方法得到的意愿生育率在 [23.9%，30.7%]，本书认为以23.9%作为"全面二孩"政策下育龄妇女第二个孩子生育率增量的下限值未必合适，"全面二孩"政策下育龄妇女第二个孩子的生育率增量水平取决于她们的实际生育行为，二孩生育意愿是预判其生育行为的一个重要指标，但由于养育子女成本、自身健康、职业发展规划以及身体素质等各方面的制约，实际生育水平会明显低于生育意愿（靳永爱等，2016；王军等，2013；翟振武等，2015），"单独二孩"政策下实际生育行为与意愿生育率之间的巨大差距便是明证。基于此，本文采用庄亚儿等（2014）的方法，对意愿生育二孩人数进行点估计，并将计算出的意愿生育率作为样本中"全面二孩"政策下第二个孩子生育率增量的上

限值，即 $\frac{17422}{63037} \times 100\% = 27.6\%$。该值与 2016 年全国 6 省 12 市生育调查的结果基本吻合，后者显示样本中计划生育二孩并且有明确时间安排的占比 24.4%，计划生育二孩但没有时间安排的占比 5.1%（靳永爱等，2016）。

但值得注意的是，由于全国生育意愿的调查对象是全国 29 个省区市（不包括西藏和新疆），因此将 27.6% 作为"全面二孩"政策下全国已婚育龄妇女二孩生育率的增量上限并不妥当，尚需进行加权调整，调整后"全国已婚育龄妇女的二孩意愿生育率"的表达如下：

全国已婚育龄妇女二孩意愿生育率 = 27.6% × $\left(1 - \frac{\text{西藏和新疆 }20\sim44\text{ 岁育龄妇女之和}}{\text{全国 }20\sim44\text{ 岁育龄妇女总量}}\right)$ 本书假设西藏和新疆的人口年龄结构和性别结构与全国总体水平相同，那么 $\frac{\text{西藏和新疆 }20\sim44\text{ 岁育龄妇女之和}}{\text{全国 }20\sim44\text{ 岁育龄妇女总量}}$ 与 $\frac{\text{西藏和新疆总人口之和}}{\text{全国人口总量}}$ 的值相同，根据国家统计局对人口统计数据的披露：2013 年底西藏的总人口为 312 万人，新疆为 2264 万人，全国总人口数量为 136072 万人①，可以得到西藏与新疆的人口数之和占全国总人口的比重为 1.89%，因此，进行调整后的全国已婚育龄妇女的二孩意愿生育率 = 27.6% × （1 − 1.89%）= 27.1%。

4. 各年龄段上育龄妇女的二孩意愿生育率的估算

庄亚儿等（2014）给出了全国生育意愿调查中现有一孩单独家庭妇女的二孩生育意愿，具体情况如图 3 − 1 所示，由该图可以看出，现有一孩单独家庭妇女的生育意愿随年龄的增大而递减，大致呈等差数列。

① 资料来源：中华人民共和国国家统计局，2019 年 3 月 20 日访问，http：//data. stats. gov. cn/easyquery. htm？cn = C01。

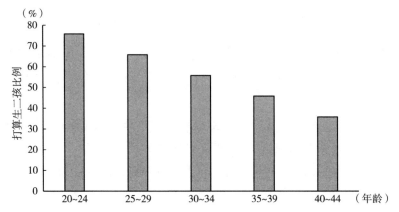

图 3 - 1　不同年龄段上育有一孩的单独家庭妇女的二孩生育意愿

资料来源：该图引自庄亚儿等（2014）中的图 3。

本书假设"全面二孩"政策的意愿生育人群的二孩生育意愿的年龄分布与现有一孩单独家庭妇女的二孩生育意愿一致，那么可以得到各年龄段上愿意生育二孩的人数占政策目标人群的比重分别为：20～24岁育龄妇女的比重为 75.6%，25～29 岁育龄妇女的比重为 65.6%，30～34 岁育龄妇女的比重为 55.6%，35～39 岁和 40～44 岁育龄妇女的比重分别为 45.6% 和 35.6%。

$$二孩意愿生育率 = \frac{意愿生育二孩人数}{样本总量}$$

$$= \frac{意愿生育二孩人数}{政策目标人数} \times \frac{政策目标人数}{样本总量}$$

假设各年龄段上育龄妇女在不同生育政策的地域分布结构相同，即如果将各年龄段作为一个子样本，那么各子样本中"全面二孩"的政策目标人群占子样本全体的比重均为 49.7%。因此，可以估算出样本中各年龄段上 20～24 岁、25～29 岁、30～34 岁、35～39 岁、40～44 岁育龄妇女的二孩意愿生育率分别为 37.6%、32.6%、27.6%、22.7% 和 17.7%。从全国范围来看，20～44 岁各年龄段上已婚育龄妇女的二孩意愿生育率分别为 36.9%、32.0%、27.1%、22.3% 和 17.4%。具体情况如表 3 - 6 所示。

表 3-6　　　　　　"全面二孩"政策下各年龄段育龄妇女的

二孩意愿生育率　　　　　　　单位：%

年龄分组	意愿生育二孩人数/政策目标人数	政策目标人数/样本总量	全国的调整权数	样本中二孩意愿生育率	全国育龄妇女的二孩意愿生育率
20~24 岁	75.6	49.7	98.11	37.6	36.9
25~29 岁	65.6	49.7	98.11	32.6	32.0
30~34 岁	55.6	49.7	98.11	27.6	27.1
35~39 岁	45.6	49.7	98.11	22.7	22.3
40~44 岁	35.6	49.7	98.11	17.7	17.4

5. 女性生育率区间及人口的年龄结构

由于本书要基于 Leslie 模型预测"全面二孩"政策出台后我国的老龄化进程，因此，需要利用全国生育意愿调查数据并结合人口普查数据推算"全面二孩"政策下我国 15 岁以上育龄女性的生育率水平。由于全国生育意愿调查在 2013 年进行，而我国最近一次人口普查是 2010 年的第六次人口普查，因此，首先需要基于 2010 年的人口普查数据估算 2013 年全国人口的性别和年龄结构，并在此基础上讨论 2013 年育龄女性的生育率问题。

（1）2013 年与 2015 年全国人口的性别年龄结构估计

本书使用 2010 年人口普查数据并依据 Leslie 模型来估算 2013 年人口的年龄和性别结构，使用 Leslie 模型除需要列示人口的性别年龄结构以及女性生育率外，还需要存活率与出生人口性别比两个指标，其中，存活率与死亡率是两个相对的概念，死亡率是指一定时期内（通常为一年）死亡人数与同期平均人数（或期中人数）之比，该指标显示人口的死亡强度，通常用千分比表示，计算公式为：死亡率 =（年死亡人数/年平均人数）×100%，而存活率 = 1 - 死亡率，由于 2010~2013 年我国没有发生大规模自然灾害等意外事件，因此假定在不同年度上各年龄段的男性与女性存活率保持不变。

关于 2011～2015 年的出生人口性别比，翟振武等（2015）指出 2011 年、2012 年和 2013 年我国的出生人口性别比分别为 117.78、117.70 和 117.60，平均在 117.70 左右，由此，本文将 2011～2013 年出生人口性别比设定为 117.70。2014 年和 2015 年的出生人口性别比分别为 115.88 和 113.51[①②]，因此根据 2010 年第六次人口普查中人口的性别和年龄结构以及生育率（如表 3－7 所示）并结合出生人口性别比指标，便可使用 Leslie 模型推算出的 2013 年及 2015 年人口结构（如表 3－8 所示）。

（2）Leslie 模型生育率区间估计

由国家统计局网站公布的 2010 年第六次人口普查数据中的表 3－1 和表 6－2 可以估计出育龄妇女的孩次生育率（详见表 3－9），并假设在生育政策未发生改变前各年度育龄妇女的孩次生育率保持不变。"全面二孩"政策主要影响的是育龄妇女的二孩生育意愿和生育行为，对一孩和三孩及以上生育率的影响极小，因此，给定"全面二孩"的政策目标人群数量及其二孩意愿生育率等信息便可以估算出"全面二孩"政策实施后，育龄妇女生育率的波动区间。

囿于数据限制当前学术研究中对"全面二孩"政策的目标人群数量的讨论并不多见，而政府官方网站公布的符合"全面二孩"政策条件的夫妇有 9000 万对左右[③④]，因此，在本文中，本书将"全面二孩"政策的目标人群数量视为 9000 万，并假定其年龄分布和生育意愿与 2013 年全国生育意愿调查相一致，即：20～24 岁占比 6.4%、25～29 岁占比 17.4%、30～34 岁占比 24.1%、35～39 岁占比 24.9%、40～44 岁占比 27.1%。

---

① 2014 年出生人口性别比数据来源于新华网，网址链接：http：//news. xinhuanet. com/2015－02/03/c_1114241266. htm。
② 2015 年出生人口性别比数据来源于人民网，网址链接：http：//acwf. people. com. cn/n1/2016/0120/c99060－28070830. html。
③ 人民网：http：//politics. people. com. cn/n/2015/1030/c1001－27758671. html。
④ 中央政府门户网站：http：//www. gov. cn/xinwen/2016－01/11/content_5032116. htm。

表3－7　　2010年第六次人口普查中人口结构与生育情况

年龄	女性人口数量	女性存活率	男性人口数量	男性存活率	女性生育率(‰)	年龄	女性人口数量	女性存活率	男性人口数量	男性存活率	女性生育率(‰)
0	6325235	0.9961	7461199	0.9963	0.00	15	8499586	0.9998	9524898	0.9996	0.11
1	7082982	0.9989	8574973	0.9988	0.00	16	8995340	0.9998	9795181	0.9995	0.86
2	7109678	0.9994	8507697	0.9993	0.00	17	10014541	0.9997	10760828	0.9995	3.21
3	6978314	0.9996	8272491	0.9995	0.00	18	10010718	0.9997	10744556	0.9994	8.42
4	6973835	0.9997	8246206	0.9996	0.00	19	10464099	0.9997	11079367	0.9994	14.40
5	6743986	0.9997	7988151	0.9996	0.00	20	13825863	0.9997	14201091	0.9993	34.54
6	6770018	0.9997	8034452	0.9996	0.00	21	13198894	0.9997	13357755	0.9993	57.30
7	6136861	0.9998	7292300	0.9997	0.00	22	12193044	0.9997	12281148	0.9993	71.33
8	6243397	0.9998	7423559	0.9997	0.00	23	12819413	0.9997	12876542	0.9993	92.51
9	6522622	0.9998	7726203	0.9997	0.00	24	11366731	0.9997	11292037	0.9992	99.09
10	6623549	0.9998	7830808	0.9996	0.00	25	9963699	0.9997	9969984	0.9992	91.58
11	6413156	0.9998	7522558	0.9996	0.00	26	9829885	0.9997	9879292	0.9992	89.83
12	7110572	0.9998	8288987	0.9996	0.00	27	9679225	0.9996	9801611	0.9992	79.79
13	7064032	0.9998	8161000	0.9996	0.00	28	11050548	0.9996	11271599	0.9991	86.01
14	7429876	0.9998	8463924	0.9996	0.00	29	9653457	0.9996	9914552	0.9991	72.97

续表

年龄	女性人口数量	女性存活率	男性人口数量	男性存活率	女性生育率（‰）
30	9323642	0.9996	9604727	0.9991	59.79
31	9724876	0.9995	10141582	0.9989	53.79
32	9565041	0.9995	9909833	0.9989	48.42
33	8890254	0.9995	9289224	0.9989	36.23
34	10112568	0.9994	10576456	0.9987	32.12
35	10369084	0.9994	10817432	0.9986	26.47
36	11216336	0.9993	11690644	0.9985	22.67
37	11706855	0.9993	12283353	0.9985	18.66
38	12067901	0.9993	12662559	0.9984	15.45
39	12274679	0.9992	12937116	0.9982	11.88
40	13404096	0.9990	13993123	0.9980	10.81
41	12232606	0.9990	12723691	0.9979	7.66
42	13249932	0.9988	13782610	0.9975	7.87
43	10499534	0.9988	10856214	0.9974	5.73
44	11759118	0.9987	12253040	0.9972	5.10

年龄	女性人口数量	女性存活率	男性人口数量	男性存活率	女性生育率（‰）
45	11710059	0.9985	12252515	0.9969	4.83
46	11488631	0.9985	11867147	0.9968	4.26
47	13168361	0.9984	13803796	0.9966	4.93
48	9850286	0.9980	10224798	0.9958	5.53
49	5600798	0.9979	5628162	0.9956	3.72
50	6891832	0.9976	7205176	0.9952	0.00
51	6213967	0.9975	6624865	0.9951	0.00
52	8047709	0.9974	8570000	0.9948	0.00
53	8929153	0.9970	9422827	0.9942	0.00
54	8307276	0.9966	8540366	0.9935	0.00
55	8637336	0.9965	8973192	0.9932	0.00
56	8756892	0.9961	8981235	0.9926	0.00
57	7994855	0.9958	8099033	0.9921	0.00
58	8014345	0.9953	8153588	0.9911	0.00
59	6826108	0.9946	6875890	0.9901	0.00

续表

年龄	女性人口数量	女性存活率	男性人口数量	男性存活率	女性生育率（‰）	年龄	女性人口数量	女性存活率	男性人口数量	男性存活率	女性生育率（‰）
60	6701178	0.9939	6917026	0.9891	0.00	76	2721332	0.9655	2454168	0.9495	0.00
61	6339122	0.9933	6690003	0.9880	0.00	77	2662187	0.9580	2420196	0.9390	0.00
62	5557673	0.9924	5719180	0.9869	0.00	78	2271134	0.9533	1983724	0.9331	0.00
63	5298828	0.9918	5492805	0.9860	0.00	79	1976691	0.9475	1730224	0.9268	0.00
64	4936055	0.9904	5015412	0.9837	0.00	80	2020745	0.9366	1716514	0.9127	0.00
65	4509145	0.9893	4564266	0.9823	0.00	81	1558898	0.9327	1257795	0.9088	0.00
66	4249556	0.9889	4391409	0.9817	0.00	82	1545235	0.9251	1212683	0.9003	0.00
67	3938648	0.9869	4003493	0.9787	0.00	83	1272428	0.9177	964710	0.8916	0.00
68	3836444	0.9858	3904424	0.9770	0.00	84	1058390	0.9083	765800	0.8797	0.00
69	3831018	0.9832	3884879	0.9731	0.00	85	975341	0.9014	672819	0.8708	0.00
70	3664807	0.9802	3724605	0.9687	0.00	86	813574	0.8938	530641	0.8614	0.00
71	3149541	0.9789	3116177	0.9677	0.00	87	656292	0.8821	408984	0.8505	0.00
72	3443988	0.9754	3449237	0.9627	0.00	88	534597	0.8678	324282	0.8361	0.00
73	3194562	0.9731	3149307	0.9595	0.00	89	452314	0.8566	263084	0.8195	0.00
74	3116046	0.9700	2964127	0.9547	0.00	90 +	1326780	0.8067	657440	0.7838	0.00
75	2941930	0.9667	2690547	0.9495	0.00						

资料来源：该表根据国家统计局网站公布的第六次人口普查数据中的表 3 - 1、表 6 - 2 和表 6 - 4 中数据整理而成，网址链接：http： // www. stats. gov. cn/tjsj/pcsj/rkpc/6rp/indexch. htm。

表 3-8　2011~2013 年及 2015 年中国人口结构

单位：人

年龄分组	2011 年		2012 年		2013 年		2015 年	
	女	男	女	男	女	男	女	男
0~4	33356264	39714539	32321613	38437630	31197847	36976565	33331628	30857347
5~9	32859593	38974585	33584418	39807102	34544072	41002236	34379829	40938039
10~14	33726568	39520928	32898947	38769695	31918757	37760166	32380943	38400890
15~19	44939354	49277665	41983750	46672759	39072516	44183621	34602217	40189821
20~24	62483213	63777453	59658741	61605497	57466011	60049000	47920292	51764481
25~29	51871815	52196131	53621640	53757208	56115136	56190107	63299349	63790532
30~34	47135510	48837364	49273538	50767502	49367267	50610805	50073411	50624282
35~39	55435676	57991661	52227672	54542443	50059938	52104520	47479071	49233918
40~44	61598179	64227458	63105346	65891491	61513170	64272440	57386678	59878036
45~49	57884675	60305686	58447019	60740045	58452731	60546825	60739212	62799280
50~54	35591529	37354407	36427455	37972274	41443067	42985543	51278910	52740439
55~59	41546128	42578885	42304768	43531910	42215999	43706830	37746974	39181270
60~64	30517591	31482849	33016859	33746613	35232310	35715304	39147916	39243995
65~69	21221181	21625602	22432502	22781892	23792867	24050702	27502234	27697580
70~74	16909690	16949681	17202690	17143279	17382155	17184115	18685192	18248397
75~79	13209244	12055121	13631174	12513322	13936591	12846613	14212895	13195488

续表

年龄分组	2011 年		2012 年		2013 年		2015 年	
	女	男	女	男	女	男	女	男
80 ~ 84	7816832	6427472	8227932	6766606	8728802	7221891	9564991	7825160
85 ~ 89	3610523	2418526	3856833	2611987	4171963	2861512	4678707	3281203
90 +	1457772	755718	1573379	822947	1699568	892199	2005873	1069214
合计	647816717	680168149	645037149	676215127	642119475	672098505	666416324	690959372

表 3-9　　　　2010 年第六次人口普查育龄妇女的孩次生育率　　　单位：‰

年龄分组	生育率	一孩生育率	二孩生育率	三孩及以上生育率
15~19 岁	5.93	5.53	0.37	0.03
20~24 岁	69.47	59.14	9.40	0.92
25~29 岁	84.08	52.69	27.28	4.11
30~34 岁	45.84	17.40	23.44	5.00
35~39 岁	18.71	5.48	10.11	3.12
40~44 岁	7.51	2.68	3.33	1.51
45~49 岁	4.68	2.00	1.74	0.94
合计	33.31	20.71	10.42	2.18

　　资料来源：该表根据国家统计局网站公布的第六次人口普查数据中的表 6-3 中数据整理而成，网址链接：http://www.stats.gov.cn/tjsj/pcsj/rkpc/6rp/indexch.htm。

　　一般目标人群的二孩生育计划将在 5 年内完成（王金营等，2016；翟振武等，2015），因此，5 年之内二孩生育率增幅较大，本书假设"全面二孩"政策实施后计划生育二孩的育龄妇女在 5 年内的生育分布是均匀的，得到在"全面二孩"政策实施 5 年平均每年新增出生人口分别为 895.55 万，二孩生育率增量为 16.21‰，具体情况如表 3-10 所示。可以想见，在 5 年之后二孩生育势能全部放出之后，二孩生育率将出现一定幅度的回落，在区间在 [0，16.21‰] 波动，最终稳定在该区间的某一数值。本书将"全面二孩"政策出台前后的生育率情况进行汇总，作为后文人口结构预测的数理依据，详见表 3-11。

表 3-10　　　"全面二孩"政策实施后五年内平均每年出生人口情况

年龄分组	目标人群数量（万人）	二孩意愿生育率（%）	新增出生人口数（人/年）	2013 年育龄女性人口（万人）	二孩生育率增量（‰）
20~24 岁	576.22	36.89	855366	5746.60	14.88
25~29 岁	1568.91	31.98	2019245	5611.51	35.98

续表

年龄分组	目标人群数量（万人）	二孩意愿生育率（%）	新增出生人口数（人/年）	2013年育龄女性人口（万人）	二孩生育率增量（‰）
30～34 岁	2168.55	27.08	2362933	4936.73	47.86
35～39 岁	2245.36	22.27	2012264	5005.99	40.20
40～44 岁	2440.96	17.36	1705715	6151.32	27.73
合计	9000.00	24.73	8955523	27452.15	32.62

表 3－11　　　"全面二孩"政策实施前后生育率的变动情况　　　单位：‰

年龄分组	政策实施前生育率水平	政策实施后5年内		政策实施5年之后	
		二孩生育率增量	生育率水平	生育率下限	生育率上限
15～19 岁	5.93	0.00	5.93	5.93	5.93
20～24 岁	69.47	14.88	84.35	69.47	84.35
25～29 岁	84.08	35.98	120.06	84.08	120.06
30～34 岁	45.84	47.86	93.70	45.84	93.70
35～39 岁	18.71	40.20	58.91	18.71	58.91
40～44 岁	7.51	27.73	35.24	7.51	35.24
45～49 岁	4.68	0.00	4.68	4.68	4.68
合计	33.31	32.62	65.93	33.31	65.93

（二）出生人口性别比与存活率

1. 出生人口性别比

出生人口性别比具有很强生物属性倾向特征的自然化指标，有其基本的内在特性，由人的生理因素决定出生人口性别比在数值区间上是略偏向男性的（王钦池，2012），联合国《用于总体估计的基本数据质量鉴定方法》中表明，出生人口性别比处于 102～107 之间为正常值域区间。自 20 世纪 80 年代我国实施计划生育政策以来，中国出生人口性别比失衡越发严重，严重偏离正常范围。1982 年第三次全国人口普查时的出生人口性别比为 107.6，1990 年第四次全国人口普查时达到 111.29，2000 年进一步上涨至 116.86，2004 年达到历史最高纪录 121.2，此后直到 2008 年全国出生人口性别比始终在 119～121 之间高位徘徊（翟振武等，2015），从 2009 年开始出生人口性别比进入下降通道到 2015 年全国出生人口性别比降到 113.5，实现了自 2009 年以来的七连降①，尤其自 2014 年和 2015 年我国的出生人口性别比较上年分别下降 1.7 和 2.3 个百分点，出现"断崖式"下降。

当前学术界普遍认为我国的出生人口性别比失衡的原因是多方面的，生育政策、城镇化进程、文化因素、社会保障水平、经济发展状况以及居民家庭收入等因素均能影响出生人口性别比。王军（2013）使用多层次影响因素模型研究生育政策和地区社会经济状况对中国出生性别比失衡的影响，结果发现生育政策能够显著影响中国出生性别比失衡，生育政策越严格，出生性别比失衡越严重；社会经济状况对出生性别比失衡有缓解作用，城镇化水平的提高、居民收入的增加能够在一定程度上减缓出生人口性别比的失衡。刘华等（2014）运用地理空间效应的空间变系数地理加权回归模型考察经济发展、城镇化水平、文化因素、社会保障因素、生育政策等对我国农村人口出生性别比的影响，结果发现，经济发展水平、文化因素与人口出生性别比之间均具有倒"U"型关系，当前农村地区经济发展水平与出生人口性别比之间的关系已经越过了拐点，经济发展水平的提高有助于减缓出生人口性别比失衡；而中国农村地区的文化水平仍有待提高，尚不足以改变性别偏好。刘华等（2016）进一步使用 DID 方法识别计划生育政策对农村出生人口性别比的影响并测算其贡献率，结果表明，计划生育政策是农村出生人口性别比失衡的主要原因，计划生育政策能够解释 1989 年汉族农村出生人口性别比变动的 78.5%，2000 年和 2011 年的政策解释度有所下

---

① 我国出生人口性别比七连降．《人民日报》（2016 年 10 月 12 日 15 版），网址链接：http：//paper. people. com. cn/rmrb/html/2016 – 10/12/nw. D110000renmrb_20161012_2 – 15. htm。

降分别为 35.57% 和 32.13%。

本书认为性别偏好是出生人口性别比失衡的内在因素，计划生育政策是我国出生人口性别比失衡的直接原因。受"养儿防老"与"多子多福"等传统观念的影响，强烈的男婴偏好在我国家庭中长久存在，计划生育政策人为地严格限制了生育子女的数量，人们通过"性别鉴定与性别选择性人工终止妊娠"来达到生男孩的目的，导致出生性别比的偏高。同时，人口覆盖面达 53.6% 的"一孩半"政策限制了第一孩为男孩的妇女再次生育，仅允许第一孩为女孩的妇女生育第二孩，对"男孩剩余"现象会起到"浓缩"作用（石人炳，2009）；而社会、经济、文化等因素决定和影响着性别偏好，随着整个社会各方面的不断进步与发展，女性的社会地位逐渐提高，重男轻女的思想逐渐淡化，人们的男婴偏好将有所降低，出生人口性别比失衡的状况将有所改善。例如：1998 年广东省农村开始全面实施"一孩半政策"，2000 年人口普查时该地区的出生人口性别比高达 130.3，远高于全国平均水平；而到 2005 年该地区的出生人口性别比迅速降到 119.0，接近全国的平均水平 118.6（石人炳，2009）。

因此，可以预见，随着"全面二孩"政策的普遍实施以及社会经济的进一步发展，未来我国出生人口性别比将进一步下降。2013 年全国生育意愿调查结果显示全国城乡居民理想子女的性别比为 104（庄亚儿等，2014），说明我国家庭中还存在一定程度的男婴偏好，根据出生人口性别比的正常区间 [102~107] 推断在"全面二孩"政策下未来我国出生人口性别比将在 106~111 之间，本书取二者中间值 108.5 作为未来 50 年内中国的出生人口性别比进行人口结构预测，鉴于 2015 年我国的出生人口性别比为 113.5，本书觉得 108.5 数值比较合理。

2. 存活率

通常采用出生时平均预期寿命作为人口预测中死亡水平的控制变量，2010 年全国第六次人口普查数据显示，2010 年我国城镇男性和女性的出生时平均预期寿命分别为 77.64 岁和 82.41 岁，农村男性和女性的出生时平均预期寿命分别为 71.39 岁和 76.82 岁，根据联合国预期寿命步长法的测算规律，在人口出生预期寿命达到 70 岁后，10 年内寿命增长幅度不超过 1 岁，80 岁后 10 年内的寿命增长幅度不会超过 0.5 岁（王金营等，2016）。由于本书的研究目的是分析未来 100 年内人口老龄化进程，人口寿命涨幅不大，大致可以视为考察期内人口的死亡率与存活率保持不变。各年龄上男性与女性存活率在求 2013 年人口的年龄性别结构时由表 3 - 9 给出，表 3 - 12 列示了各个年龄段上男性与女性的存活率指标。值得强调的是，女性的存活率一直高于男性，尤其自 60 岁以后男性与女性的存活率差距逐渐拉大，因此，有必要使用拓展的 Leslie 模型估计人口老龄化进程。

表 3 - 12 　　　　　各年龄段上男性与女性存活率

年龄分组	男	女	年龄分组	男	女
0 ~ 4 岁	0.9987	0.9987	50 ~ 54 岁	0.9945	0.9972
5 ~ 9 岁	0.9996	0.9998	55 ~ 59 岁	0.9920	0.9957
10 ~ 14 岁	0.9996	0.9998	60 ~ 64 岁	0.9870	0.9925
15 ~ 19 岁	0.9995	0.9998	65 ~ 69 岁	0.9787	0.9869
20 ~ 24 岁	0.9993	0.9997	70 ~ 74 岁	0.9630	0.9756
25 ~ 29 岁	0.9992	0.9996	75 ~ 79 岁	0.9409	0.9591
30 ~ 34 岁	0.9989	0.9995	80 ~ 84 岁	0.9014	0.9260
35 ~ 39 岁	0.9984	0.9993	85 ~ 89 岁	0.8535	0.8847
40 ~ 44 岁	0.9976	0.9989	90 +	0.7838	0.8067
45 ~ 49 岁	0.9965	0.9983			

资料来源：该表根据国家统计局网站公布的第六次人口普查数据中的表 6 - 4 中数据整理而成，网址链接：http：//www. stats. gov. cn/tjsj/pcsj/rkpc/6rp/indexch. htm。

第三节　人口老龄化预测结果

当前被学术界普遍接受和广泛使用的是 1956 年联合国在《人口老

龄化及其经济社会影响》对人口老龄化的划分标准，将 65 岁及以上人口所占总人口的比重超过 7% 的国家视为年老型人口国家，其中，老年人口占总人口的比例在 20% 以上的称为超老龄社会，在 14% ~20% 之间称为老龄社会，7% ~14% 称为老龄化社会；同时将年龄中位数大于30 岁、少儿人口比例小于 30% 和老少比大于 30% 的视为人口老龄化的标志。此外，老年人口抚养比①也是反映一个地区老龄化程度的重要指标，并从经济角度反映了人口老龄化的社会后果。本书将结合双性别Leslie 扩展模型的预测②结果从以上几个方面具体展开，分析未来我国的人口老龄化进程。

一、老年人口规模与结构变动分析

由双性别 Leslie 扩展模型预测结果得到 2015 ~2115 年 65 岁及以上老年人和 80 岁及以上高龄老人的规模及其占比情况，如图 3 - 2 所示，可以看出未来 40 ~50 年我国老年人口规模将迅速增加并维持在较高水平，峰值出现在 21 世纪中叶。

（一）老年人口规模的变动情况

65 岁及以上老年人口规模将由 2015 年的 1. 70 亿增加至 2032 年的3. 05 亿，17 年间增加近 1 倍，年复合增长率为 3. 48%。到 2052 年达到最大值 3. 49 亿，是 2015 年的 2 倍，此后有所下降，3 亿以上的人口规模将持续 32 年，从 2064 年开始 65 岁及以上老年人口规模小于 3 亿，到 21 世纪末 65 岁及以上老年人口规模将降至 2 亿以下。

---

① 老年人口抚养比，也称为老龄人口抚养系数（elderly dependency rate，ODR），是指人口中老年人口数与劳动年龄人口数之比，通常用百分比表示，其计算公式为：ODR =（老年人口数/劳动年龄人口数）×100%，表示每 100 名劳动年龄人口要负担多少名老年人。
② Matlab 程序见附录 1。

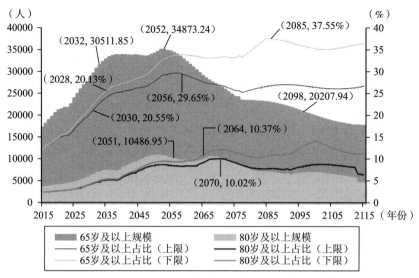

图 3-2　2015~2115 年中国老年人口规模预测①

在未来很长一段时间内，老年人口中高龄老人的规模将迅速增加。2015 年我国 80 岁及以上的高龄老年人规模为 0.32 亿，到 2031 年增加 1 倍达到 0.61 亿，年复合增长率 4.07%。此后高龄老年人口规模继续迅速增加，至 2047 年我国的高龄老人规模达到 1 亿，是 2015 年的 3.07 倍，高龄老年人口规模维持在 1 亿左右的徘徊时间长达 25 年。从 2070 年开始高龄老年人口规模小于 1 亿，到 21 世纪末高龄老年人口将在 0.42 亿左右。

（二）老年人口占总人口的比重

1. 65 岁及以上老年人口规模占总人口比重的变动情况

2015 年 65 岁及以上老年人口占总人口的比重为 12.36%，远大于

---

① 由于我国"全面二孩"政策自 2016 年开始实施，二孩生育势能主要在 2020 年之前释放，自 2021 年开始以 2010 年第六次人口普查的生育率作为生育率的下限，2021 年出生的婴孩到 2086 年刚满 65 周岁，而本文的预测区间是 2015~2115 年人口结构与规模的变动情况，老年人口规模和结构受 2021 年之后出生的婴孩的影响较小，故本书在此仅呈现以生育率上限估算的 2015~2115 年老年人口规模，实际上与以生育率下限相比，二者的差距并不大。

7%，此后一段时间内该比值不断增大，其中，按生育率下限计算得出到 2028 年我国 65 岁及以上老年人口占总人口的比重将超过 20%，按生育率上限计算该值将在 2030 年超过 20%，这意味着我国大致在 2028～2030 年进入超老龄社会，并在而后很长一段时间内仍将处于超老龄阶段。

如果 2020 年之后生育率仍保持在上限水平，我国 65 岁及以上老年人口占总人口比重的峰值出现在 2056 年，2015～2056 年 65 岁及以上老年人口占总人口的比重由 12.36% 上涨至 29.65%，年均增长 0.42 个百分点；而后在 2057～2077 年间，65 岁及以上老年人口占总人口的比重由 29.63% 下降至 25.18%，年均下降 0.22 个百分点；2078 年以后 65 岁及以上老年人口占总人口的比重基本稳定在 26% 上下波动。

如果 2020 年之后生育率回落到"全面二孩"政策之前的水平，那么在 2015～2057 年间 65 岁及以上老年人口占总人口的比重将由 12.36% 增大至 34.11%，年均增加 0.51 个百分点；2057 年之后增速有所下降，65 岁及以上老年人口占总人口的比重由 2058 年的 34.07% 波动增长至 2085 年的 37.81%，年均增加 0.14 个百分点；2086 年以后 65 岁及以上老年人口占比有所回落，最终稳定在 36% 上下波动。

2. 80 岁及以上老年人口占总人口的比重

2015 年 80 岁及以上的高龄老年人口占总人口的比重为 2.36%，无论未来生育率处于上限水平还是下限水平，该值在未来 50～60 年内将不断上涨至 10% 以上，届时每 10 个人中便有一个人的年龄不小于 80 岁。从更长远的目光来看，在未来 60～100 年的时间里，高龄老年人口占总人口比重的变动趋势受生育率影响较大。

如果 2020 年之后生育率仍保持在上限水平，我国 80 岁及以上高龄老年人口占总人口比重的峰值出现在 2070 年，2015～2070 年 80 岁及以上高龄老年人口占总人口的比重将由 2.36% 上涨至 10.02%，年均增长 0.14 个百分点；80 岁及以上高龄老年人口占总人口的比重的峰值出现在 2070 年，届时每 10 个人中便有一个年龄在 80 岁以上的老年人，而后在 2071～2092 年间，80 岁及以上高龄老年人口占总人口的比重逐渐下降至 7.47%，年均下降 0.12 个百分点；2093 年以后 80 岁及以上的高龄老年人口占总人口的比重基本维持在 8% 上下波动。

如果 2020 年之后生育率回落到"全面二孩"政策之前的水平，那么在 2015～2100 年间 80 岁及以上老年人口占总人口的比重将呈现出两阶段波动上涨：2015～2070 年 80 岁及以上高龄老年人口占总人口的比重将由 2.36% 上涨至 12.26%，年均增长 0.18 个百分点；2071～2100 年间高龄老年人口占总人口的比重在经历短暂回落后进一步上涨至 14.19%，年均增长 0.07 个百分点。2100 年以后 80 岁及以上老年人口占比有所回落，最终稳定在 11.15% 左右。

二、总人口规模与年龄结构变动分析

与老年人口变动情况相左的是，我国的总人口峰值将出现在未来 5～8 年间，此后总人口规模将迅速下降。如图 3-3 所示，如果二孩生育率始终保持不变，即按生育率上限估算，人口峰值将出现在 2023 年，总规模将达 14.04 亿，此后总人口规模不断下降，到 2070 年总人口首次下降到 10 亿以下，年均复合增长率为 -0.74%，到 21 世纪末总人口规模将下降至 7.49 亿。其中，0～14 岁少儿占总人口的比重远小于 30%，且在未来一段时间内具有不断下降的趋势，预计少儿占比将由 2015 年的 15.90% 降至 2041 年的 12.89%，降幅达 3.01%，而后有所增长，最终稳定在 13.60% 上下浮动；15～64 岁劳动人口占总人口的比重将由 2015 年的 71.74% 下降至 2056 年的 56.64%，降幅达 15.10%，而后有所增长，最终维持在 59.92% 左右波动。

如图 3-4 所示，如果 2020 年以后二孩生育率回落到"全面二孩"政策放开前的水平，即按生育率下限估算，人口峰值将出现在 2020 年总规模为 14.01 亿，此后人口规模下降幅度更快，至 2058 年总人口规模将下降至 10 亿以下，年均复合增长率为 -0.90%。其中，0～14 岁少儿占比迅速下降，2035 年首次降至 10% 以下，而后直至 2054 年少儿占比在 10% 左右浮动，从 2055 年开始少儿占比小于 10% 且维持在

8.89%上下波动；15～64 岁劳动人口占总人口的比重将由 2015 年的 71.74%下降至 2056 年的 56.53%，降幅达 15.21%，2057 年开始有所增大而后进一步下降至 2085 年的 53.55%，此后有所缓和基本稳定在 55.36%左右。

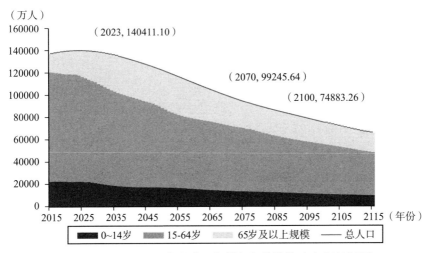

图 3 - 3　2015～2115 年总人口规模与年龄结构（生育率上限）

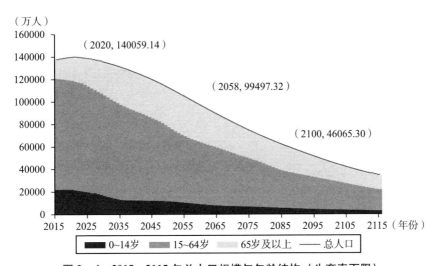

图 3 - 4　2015～2115 年总人口规模与年龄结构（生育率下限）

因此，从这个意义上来说，"全面二孩"政策能够在一定程度上缓解老龄化现象，但无助于根本解决我国日益严重的老龄化问题，在未来50年内我国将面对老年人口（尤其是高龄老年人口）的激增以及少儿与劳动人口的不断下降，整个社会的养老负担愈发沉重。

三、老少比与老年人口抚养比变动分析

（一）老少比

如图 3 - 5 所示，如果 2020 年之后生育率仍保持在上限水平，我国老少比（65 岁及以上老年人口与少儿比重）将经历"先增大、后减小、最终趋于平稳"的过程，2015～2035 年老少比迅速增大，将由 2015 年的 77.77% 增至 2035 年的 180.61%，增幅为 102.84%，年复合增长率 4.30%，而后增速有所放缓，峰值出现在 2057 年老少比高达 216.33%；2058～2077 年老少比将由 215.40% 降至 184.02%，2078 年开始老少比逐渐趋于平稳基本维持在 192.48% 上下波动。

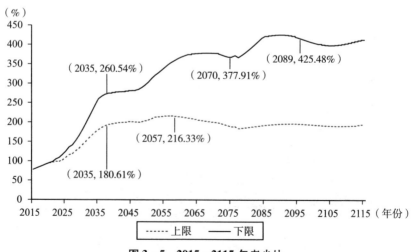

图 3 - 5　2015～2115 年老少比

如果 2020 年之后生育率回落到"全面二孩"政策之前的水平，预测期内老少比将先后经历 3 次明显上涨，而后维持在较高水平。2015 ~ 2035 年间，老少比将由 77.77% 增至 260.54%，增幅为 182.77%，年复合增长率 6.23%；2036 ~ 2070 年间，老少比将由 267.09% 增至 377.91%；2071 年开始老少比在略有下降后进一步增大至 2089 年的 425.48%；2090 年以后老少比波动幅度减少处于 400% 以上的较高水平。

（二）老年人口抚养比

1. 65 岁及以上老年人口抚养比

如图 3 – 6 所示，如果 2020 年之后生育率仍保持在上限水平，我国 65 岁及以上老年人口的抚养比同样经历了"先增大、后减小、最终趋于平稳"三个过程，峰值出现在 2056 年，2015 ~ 2056 年 65 岁及以上老年人口的抚养比将由 17.23% 上涨至 52.35%，年均增长 0.86 个百分点；2057 ~ 2077 年 65 岁及以上老年人口的抚养比由 52.28% 下降到 41.19%，年均减小 0.55 个百分点；2078 年之后该值逐步稳定在 44% 上下浮动。即在未来 50 年、60 年内劳动年龄人口的养老负担先经历了快速上涨而后小幅回落，每 100 名劳动人口要承担的 65 岁及以上老年人口数从 17 人增加到 52 人转而减少到 41 人；从长期来看，每 100 名劳动人口将要承担 44 个 65 岁及以上老年人的养老。

如果 2020 年之后按生育率下限计算得到 65 岁及以上老年人的抚养比也将先后经历两次上涨，最终在较高水平徘徊。在 2015 ~ 2057 年间，65 岁及以上老年人口的抚养比将由 17.23% 上涨至 59.90%，42 年间涨幅在 2 倍以上，年均增加 1.02 个百分点；2058 ~ 2073 年 65 岁及以上老年人口的抚养比平稳下降至 57.27%；从 2074 年开始再次经历了一次波动，波峰出现在 2085 年 65 岁及以上老年人口的抚养比达到 70.11%，而后有所下降，最终维持在 60% ~70% 之间波动。与生育率上限相比，如果 2020 年之后生育率回落到"全面二孩"政策之前的水平，我国劳动人口的养老负担将变得更加沉重，在未来 50 年内每 100 名劳动人口要承担的 65 岁及以上老年人口数从 17 人迅速增加到 60 人左右；从长期来看，每 100 名劳动人口将要承担 60 ~ 70 个 65 岁及以上老年人的养老。

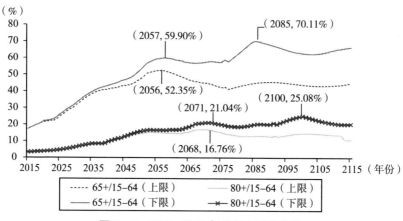

图 3 - 6　2015 ~ 2115 年老年人口抚养比

2. 80 岁以上老年人口抚养比

由于高龄老年人的身体机能各方面比年轻老年人衰退得更严重、更需要照护，因此，分析高龄老年人口抚养比的变动趋势能进一步反映出未来我国老龄化进程中劳动人口的照料负担。

如果 2020 年之后生育率仍保持在上限水平，我国 80 岁及以上老年人口的抚养比在未来 30 ~ 40 年的时间里将经历快速上涨，而后不断波动以至逐渐趋于平稳。2015 ~ 2053 年 80 岁及以上老年人口占劳动人口的比重由 3.28% 增加至 15.12%，年复合增长率为 4.10%；而后于 2068 年在波动中迎来第二个高峰达 16.76%，2069 年之后 80 岁及以上老年人口的抚养比逐渐趋于平稳，大致在 13% ~ 14% 之间波动。即在未来 50 年内劳动年龄人口的养老负担先经历了快速上涨而后稳步增长，每 100 名劳动人口要承担的 80 岁及以上老年人口数从 3 人增加到 15 人左右转而增加到 17 人；从长期来看，每 100 名劳动人口将要承担 13 ~ 14 个 80 岁及以上老年人的养老。

如果 2020 年之后按生育率下限计算得到 80 岁及以上老年人的抚养比也将先后经历 3 次明显上涨，最终在较高水平徘徊。在 2015～2053 年间，80 岁及以上老年人口的抚养比将由 3.28% 上涨至 16.58%，年复合增长率为 4.35%；2054～2071 年该值进一步由 16.46% 增长至 21.04%，2072 年开始在经历了略有下降后进一步增长至 2100 年的 25.08%；2100 年之后高龄老年人口抚养比有所下降逐渐停留在 21% 左右徘徊。与生育率上限相比，如果 2020 年之后生育率回落到"全面二孩"政策之前的水平，我国劳动人口的养老负担将变得更加沉重，在未来 50、60 年内每 100 名劳动人口要承担的 80 岁及以上高龄老年人口数从 2 人增加至 21 人；到 21 世纪末每 100 名劳动者将面临为 25 个 80 岁及以上老年人的养老问题。

第四节　本章结论

本章使用双性别 Leslie 扩展模型对"全面二孩"政策下的人口结构进行预测用于分析我国未来老龄化的变动趋势，结果表明：我国的人口总量将于 2020～2023 年间达到峰值 14.01 亿～14.04 亿，而后将逐年减少，我国正处于人口老龄化之中，未来 30～40 年内我国人口老龄化程度不断加深，而后很长一段时间内，人口老龄化将维持在一个较高水平上。超老龄社会将在 2028～2030 年间出现，"全面二孩"政策虽然能够在一定程度上缓解我国的人口老龄化进程，但我国进入超老龄社会的趋势已无可扭转，劳动人口面临着越发沉重的养老负担。

老年人口规模迅速增大，预计到 2032 年 65 岁及以上老年人口规模超过 3 亿，到 2052 年峰值将达到 3.49 亿，而后逐渐减小从 2064 年开始少于 3 亿；80 岁及以上高龄老年人口规模将不断增大，到 2047 年超过 1 亿，2051 年达到峰值 1.05 亿，此后基本维持在 1 亿规模上下浮动，从 2070 年开始下降趋势明显。

如果在 2020 年之后二孩的生育势能全部释放生育率回落到"全面

二孩"政策之前的水平，人口老龄化问题将愈发严重。预计在 2015 ~ 2050 年间 65 岁及以上、80 岁及以上的高龄老年人口占总人口的比重分别由 12.36% 和 2.36% 增长至 31.35% 和 9.33%，在 2015 ~ 2053 年间，65 岁及以上、80 岁及以上老年人口的抚养比也迅速增大，分别由 17.23% 和 3.28% 上涨至 57.74% 和 16.58%。这意味着到 21 世纪中叶，中国平均每 100 人中将有 31 人的年龄不小于 65 岁、9 人的年龄不小于 80 岁，平均每 100 个劳动力要承担 58 个 65 岁及以上、17 个 80 岁及以上老年人的养老压力，养老负担尤其是高龄老年人的照料负担沉重；同时，少儿占总人口的比重将由 2015 年的 15.90% 降至 21 世纪中叶的 10% 左右，老少比将由 77% 增长至 300% 以上。从 21 世纪中叶直至 22 世纪初，老年人口占总人口的比重、老年人抚养比、老少比有增无减，少儿占总人口的比重不断减小，人口老龄化程度不断加深，整个社会养老负担愈发沉重。

如果 2020 年之后二孩生育率仍保持在 2013 年全国生育意愿调查时的水平（生育率上限），与 2010 年计划生育时期的生育率相比，人口老龄化的程度将从 21 世纪中叶开始有所减缓。65 岁及以上、80 岁及以上老年人口占总人口的比重将分别于 2056 年和 2070 年达到峰值 29.65% 和 10.02%，而 65 岁及以上、80 岁及以上老年人口抚养比的峰值也将出现在 2056 年和 2068 年分别达到 52.35% 和 18.77%，这意味着在高峰期时中国平均每 100 人中将有 30 人的年龄不小于 65 岁、10 人的年龄不小于 80 岁，平均每 100 个劳动力要承担 52 个 65 岁及以上、19 个 80 岁及以上老年人的养老压力；同时，少儿占总人口的比重将由 2015 年的 15.90% 下降至 2041 年的 12.89%，老少比将由 2015 年的 77% 增长至 2057 年的 216.33%。而后直至 22 世纪初人口老龄化现象有所缓和，65 岁及以上、80 岁及以上老年人口占总人口的比重将逐步减小最终维持在 26% 以及 8% 左右，老年人口抚养比也逐步下降至 44% 以及 15% 左右；少儿占总人口的比重以及老少比将稳定在 14% 和 192% 上下波动。

本章的实证分析结果表明由计划生育政策向"全面二孩"政策的

转变只能在一定程度上缓解人口老龄化进程，而无助于从根本上解决日益严重的老龄化困境。正如曾毅等（2012）所言，与所有的人口和经济学模拟预测类似，由于各种参数假定与人口普查数据不一定很准确，导致模拟预测结果与实际情况可能存在一定偏差，我们不能将这些模拟预测数字视为准确预报。但是在所有其他参数假定完全相同的情况下，分析与计划生育政策相比，"全面二孩"政策实施引起的生育率增加所导致的人口规模与结构变动仍是可信的。

第四章

具有照护需求的老年人规模测算

随着老年人口数量的增加，失能老年人口的规模将不断攀升。然而医疗和照护等服务成本的提高，以及家庭小型化、青年人口迁移等原因，老年人的照护负担将不断加重，迫切需要对老年护理服务需求进行评估和预测（胡宏伟等，2015）。而失能老年人的规模分布和发展趋势是评估老年人长期照料服务需求的关键指标，是把握老年人口的照料服务需求、规划未来社会养老服务发展的重要依据。

第一节　老年人生活自理能力评定标准的设立

在老龄研究和实践工作中，失能通常是指老年人失去独立生活的能力，其生活部分需要和完全需要帮助。一旦老年人出现因疾病或健康状况下降而出现生活不能完全自理（即失能老人），将导致老年人在日常生活中依赖于他人的帮助，进而产生照护需求。

一、评定基础

国际上普遍基于老年人的日常生活能力标准（ADLs）与器械辅助日常生活能力标准（IADLs）来评定老年人的生活自理能力。

　　ADLs 反映了个人所需照护最基本的方面，目前国际上普遍认同 6 个核心指标作为描述与区分老年人日常生活能力的标准，分别为：①洗澡（开水龙头、控制温度和水量、进入浴盆或淋浴、完全擦干全身及擦干浴盆）；②穿衣（从抽屉和衣橱取出衣服、自己穿上，包括系扣、系背带和缝补）；③移动身体（改变身体从一个表面或平面到另一个表面或平面，诸如从床到椅子、椅子到椅子、从椅子上站起来）；④如厕（当有排泄的意念时能自己进入卫生间、整理衣服、移到马桶上、清洁自己、从马桶上站起来、再次整理衣服、洗手并走出卫生间）；⑤吃饭（为了营养从一个容器里得到食物和饮料并送入身体，包括切肉、给面包涂黄油和使用刀叉）；⑥在房间内外移动（从一个地方移到另一个地方、散步或驾车），如果老年人不具备最基本的日常生活自理能力，那么对照护的依赖将非常大。

　　IADLs 是在 ADLs 基础上发展起来的，包括购买个人所需物品、理财、使用电话、做饭、药物管理、做轻重家务事等，衡量了老年人在走路、爬（楼、坡）等方面的体力能力和管理钱财等方面的自理能力，反映了老年人能否独立生活。CLHLS 调查中列示老年人的 IADLs 包括 8 项："能否到邻居家串门""能否独自外出买东西""能否独立做饭""能否独自洗衣服""能否连续走 2 里路""能否提起大约 5 公斤重的东西""能否连续蹲下站起 3 次""能否独自乘坐公共交通工具出行"。与 ADLs 相比，完成 IADLs 需要更多技巧和个人判断，绝大多数完成 ADLs 有困难的人，对履行 IADLs 也有困难；而能够独立完成 ADLs 的老年人也未必能独立完成 IADLs。目前学术界对于失能老人的评价标准尚未形成一致意见。基于 ADLs 与 IADLs 的老年人生活自理能力的评定方法主要有量表评定法以及提问法和观察法。

　　除 ADLs 和 IADLs 之外，也有学者考虑将老年人的认知功能、精神状况以及疾病等方面是否出现障碍以及程度轻重作为老年人失能与照料需求的划分标准，如黄匡时等（2014）、黄飒等（2012）。但是具有认知障碍、神经状况不佳以及疾病困扰导致老年人丧失最基本的日常生活能力以及独立生活能力而产生照护需求，因此，ADLs 与 IADLs 是判定老年人失能的基础。

二、量表评定法

常见的依据 ADLs 设定的量表有 Barthel 指数和 Katz 指数等评定方法，常见的依据 IADLs 设定的量表有功能活动问卷（FAQ）等，由于量表评定法经过标准化设计，所以其具有内容统一、评定标准统一的特点。

（一）Barthel 指数

Barthel 指数是国际康复医学界常用的方法，将老年人对日常活动的完成情况分为"独立""部分独立，需要部分帮助""需要极大帮助"和"完全不能独立"四个等级并进行赋值（赋值情况见表 4 – 1），然后根据完成情况计算得分。满分 100 分代表老年人的基本日常生活可以自理；95 ~ 61 分代表生活基本自理，但有轻度功能障碍，能独立完成部分日常活动；60 ~ 41 分代表生活需要帮助；40 ~ 20 分代表生活需要极大帮助；20 分以下代表生活完全不能自理。李伟峰等（2015）基于 Barthel 指数将老年人的身体状况分为完全独立、基本自理、中度依赖、重度依赖和完全依赖等类型。

表 4 – 1　　　　　　　　　　　Barthel 评分表

日常活动项目	独立	部分独立，部分需要帮助	需要极大帮助	完全不能独立
进食	10	5	0	
洗澡	5	0		
修饰 （洗脸、刷牙、刮脸、梳头）	5	0		
穿衣（包括系鞋带）	10	5	0	
控制大便	10	5（偶尔失控）	0	

续表

日常活动项目	独立	部分独立，部分需要帮助	需要极大帮助	完全不能独立
控制小便	10	5	0	
如厕 （包括整理衣服，冲水）	10	5	0	
轮椅转移	15	10	5	0
平地行走 50 米	15	10	5	0
上下楼梯	10	5	0	

（二）Katz 指数

Katz 指数评定量表设定如表 4 - 2 所示，依据日常生活功能活动丧失的顺序设定老年人生活自理情况。由于复杂的功能首先丧失，简单的动作丧失较迟，评价表包括洗澡、穿衣、用厕、床椅转移、大小便控制、进食 6 项日常活动，每项的完成情况分为独立或需要帮助。根据每项活动完成结果将评价对象的生活自理能力划分为 7 个等级，其中等级 A 代表所有项目均能独立完成，等级 B 代表只有 1 项需要帮助，等级 C 代表只有洗澡和其余 5 项之一需要帮助，等级 D 代表洗澡、穿衣和其余 4 项之一需要帮助，等级 E 代表洗澡、穿衣、用厕和其余 3 项之一需要帮助，等级 F 代表洗澡、穿意思、用厕、转移和其余 2 项之一需要帮助，等级 G 代表所有项目均需要帮助。

表 4 - 2　　　　　　　　　　Katz 指数评定

项目	评定		项目	评定	
	独立	需要帮助		独立	需要帮助
洗澡			转移		
穿衣			大小便控制		
用厕			进食		

（三）功能活动问卷（FAQ）

功能活动问卷（FAQ）采用问卷调查法衡量老年人对 IADLs 的完成情况，该问卷将 10 项器械辅助日常生活活动完成情况（如购物、理财、使用电话、做饭等）分成 4 个等级并进行 0～3 赋值（具体情况见表 4-3），对于不适用项目评分"9"不记入总分。由本人或知情者根据实际情况完成老年人功能活动问卷，如果总分小于 5 分说明正常，大于等于 5 分代表老年人在家庭和社区中不能独立生活。

表 4-3 功能活动问卷

项目	没有困难，能独立完成	有些困难，但不需要他人帮助	经常需要他人帮助	无法完成，几乎或完全由他人替代
是否具有每月平衡收支的能力，算账的能力？	0	1	2	3
是否有工作能力？	0	1	2	3
能否到商店买衣服、杂货或家庭用品？	0	1	2	3
有无爱好？会不会下棋或打扑克？	0	1	2	3
能否做简单的事情，如点炉子、泡茶等？	0	1	2	3
能否准备饭菜？	0	1	2	3
能否了解时事？	0	1	2	3
能够参与讨论和了解电视、书与杂志的内容	0	1	2	3
能否记住约会时间、家庭节日和吃药？	0	1	2	3
能否拜访邻居或自己乘公共汽车？	0	1	2	3

三、提问法和观察法

提问法和观察法是单纯按照 ADLs 或 IADLs 失能项数评定老年人生

活自理能力的相对简单的划分方法。囿于数据获取的限制，大多数情况下，与量表分析法相比学术研究中更倾向于基于提问法和观察法划分老年人的生活自理能力与照护需求。

美国国家长期护理调查（NLTCS）[①] 依据 ADLs 和 IADLs 将 65 岁及以上老年人的生活自理能力划分为 6 个等级（见表 4 - 4）。中国学者彭荣（2009）和何文炯等（2013）借鉴这种划分标准进行相关研究。

表 4 - 4　　　　　　　　NLTCS 对老年人健康状态的划分

状态	状态描述
1	健康，无 IADLs 障碍和 ADLs 障碍
2	仅 IADLs 失能，无 ADLs 障碍
3	1 ~ 2 项 ADLs 障碍
4	3 ~ 4 项 ADLs 障碍
5	5 ~ 6 项 ADLs 障碍
6	死亡

胡宏伟等（2015）在 NLTCS 的基础上进行微调将老年人的健康状态分为 5 个等级（见表 4 - 5），每个状态对应不同程度的日常生活活动能力和器械性活动能力失能。

表 4 - 5　　　　　　胡宏伟等（2015）对老年人健康状态的划分

状态	状态描述
1 健康	无 IADLs 障碍和 ADLs 障碍
2 轻度失能	有 1 项及以上 IADLs 障碍，无 ADLs 障碍
3 中度失能	1 ~ 3 项 ADLs 障碍

[①] 美国国家长期护理调查（NLTCS）是一项专门研究美国 65 岁及以上长期护理状况和老年人健康的纵向调查。

续表

状态	状态描述
4 重度失能	4 项及以上 ADLs 障碍
5 死亡	死亡

中国老龄科学研究中心课题组（2011）基于 ADLs 作为老年人失能的判定标准（见表 4 - 6）。将"吃饭、上下床、洗澡、上厕所、穿衣和室内走动"的完成情况划分为"不费力""有些困难"和"做不了"3个等级。如果老年人完成 6 项活动全部不费力，则认为其可以完全自理；如果有 1 项或多项完成困难，则认为其部分自理；如果有 1 项或多项做不了，则认为其不能自理，其中 1~2 项做不了对应轻度失能，3~4 项做不了对应中度失能，5~6 项做不了对应重度失能。杜本峰等（2013）、景跃军等（2014）、张文娟（2015b）等学者使用这种方法研究失能老人的规模、结构及健康状态的转移情况。

表 4 - 6 　 中国老龄科学研究中心课题组对老年人健康状态的划分

状态	状态描述
完全自理	完成 6 项 ADLs 不费力
部分自理	6 项 ADLs 中有 1 项或多项存在困难
不能自理	6 项 ADLs 中有 1 项或多项做不了
轻度失能	1~2 项 ADLs 做不了
中度失能	3~4 项 ADLs 做不了
重度失能	5~6 项 ADLs 做不了

蒋承等（2009）、曾毅等（2012）认为生活自理能力衡量了老年人对最基本的日常生活活动的完成情况，并依据 ADLs 判定老年人是否失能，指出 6 项核心指标：吃饭、穿衣、洗澡、如厕、室内活动和控制大小便，只要有 1 项不能完全自理需要他人帮助就会产生照护需求。因

此，简单将老年人的健康状况划分为两类："健康"——6 项 ADLs 都能独立完成；"伤残"——1 项及以上需要他人帮助。

黄飒等（2012）在老年人健康状态的划分中，遵循世界卫生组织发表的《国际功能、残疾和健康分类》（international classification of functioning，ICF），并借鉴国内外长期护理保险的实践，在 ADLs 和 IADLs 的基础上增加了老年人的认知功能。结合老人的身体和精神状况，将老人健康状态划分为 4 个等级（见表 4 - 7）：无任何功能障碍的老年人，认定为健康；无认知功能障碍且 IADLs 障碍或 1 ~ 2 项 ADLs 障碍的老年人，认定为健康受损；3 项及以上 ADLs 障碍或认知功能障碍的老年人，认定为功能障碍；死亡。认为具有功能障碍的失能或失智老人具有长期照护需求，而健康受损的失能老人经过一段时间的照护仍存在恢复自理能力的可能。

表 4 - 7　　　　包含认知功能的老年人健康状态的划分

状态	状态描述
1 健康	无任何功能障碍
2 健康受损	IADLs 障碍或 1 ~ 2 项 ADLs 障碍；无认知功能障碍
3 功能障碍	3 项及以上 ADLs 障碍或认知功能障碍
4 死亡	死亡

黄匡时等（2014）根据老年人的失能类型将老年的日常生活照料划分为 5 种：身体照料（ADLs）、家务照料（IADLs）、心理照料、疾病照料和认知护理，并且依据失能程度划分为轻度照料和重度照料（见表 4 - 8）。其中，①身体照料，主要从老年人对 6 项 ADLs 的完成情况进行判定；②家务照料，依据老年人对 8 项 IADLs 的完成情况进行判断；③疾病照料，依据老年人是否患有 CLHLS 调查中所列出的近 20 种慢性疾病及对自身日常生活的妨碍程度进行判定；④心理照料，主要从 CLHLS 调查中"我不论遇到什么事都能想得开""我经常感到紧张、害怕""我经常觉得孤独""我觉得越老越不中用"和"我现在老了，但

与年轻时一样快活" 5 个问题来测量，将备选答案为"很像、像、有时像、不像、很不像"中的前 3 个定义为需要照料，后 3 个定义为不需要照料；⑤认知护理，依据认知功能简易量表（MMSE）判定老年人是否需要认知照护，该量表从方向定位能力（一般能力）、反应能力、注意力和计算能力、回忆能力以及语言、理解和自我协调能力 5 个方面 22 个指标测量老年人的认知功能。

表 4 - 8　　　　黄匡时等（2014）对老年人失能类型的划分

照料类型		类型描述
身体照料	轻度	1 项及以上 ADLs 部分自理，需要一定程度的照料
	重度	1 项及以上 ADLs 无自理能力，完全需要他人照料
家务照料	轻度	1~4 项 IADLs 有一定困难或不能完成
	重度	5~8 项 IADLs 有一定困难或不能完成
疾病照料	轻度	1 项慢性病且对日常生活有妨碍
	重度	2 项及以上慢性病且对日常生活有妨碍
心理照料	轻度	1~4 项需要照料
	重度	5 项都需要照料
认知护理	轻度	4~9 个指标回答错误
	重度	10 个及以上指标回答错误

四、本书对老年人生活自理能力的判定

综上，当前学术界主要基于老年人对 ADLs 和 IADLs 的完成情况判定其是否失能及严重程度，关于失能老年人的评定标准至今尚未统一，大致可以分为量表分析法、提问法和观察法两大类，而各类方法中对老年人生活自理能力的判定也存在较大差异。有的研究依据老年人对 6 项 ADLs 的完成情况测量老年人的生活自理能力；有的研究结合 ADLs 和 IADLs 各项指标的完成情况作为判定标准；也有些研究在 ADLs 和 IADLs 的基础上，考虑认知功能、精神状况以及疾病等方面

的障碍对老年人日常生活的困扰，作为老年人是否失能及严重程度的依据。

本书认为单纯依据老年人对 ADLs 的完成情况作为判断其生活自理能力与照护需求的标准并不十分准确，老年人是否具有照护需求取决于其能否独立生活，而 ADLs 仅反映了老年人在吃饭、穿衣、如厕、洗澡等最基本的日常生活自理能力，其各项活动能力的丧失标志着老年人无法独立生活而产生照护需求，但即使老年人的 ADLs 各项指标良好，不能完成"能否独自外出买东西""做饭"等 IADLs 指标，也决定其无法独立生活，因此，IADLs 作为反映老年人独立生活能力的重要因素不可忽略；认知障碍、神经状况不佳以及疾病困扰是导致老年人丧失生活自理能力的部分原因，但是将这些因素与 ADLs 和 IADLs 并行作为判定老年人失能的标准不符合逻辑且存在重复计算。因此，本书赞同以 ADLs 和 IADLs 相结合的方法来判定老年人是否失能以及失能程度。

由于本书主要依据中国老年人健康长寿影响因素调查（CLHLS）数据获取各年龄段上存活老人生活自理能力的信息，问卷设计决定了只能采用提问法和观察法而不能采用量表法来测量老年人的失能情况。按照所需照护时间长短及强度大小将老年人的失能程度划分为：轻度失能、中度失能和重度失能。具体划分标准如下：第一，CLHLS 调查中 6 项 ADLs 分别为洗澡、穿衣、如厕、控制大小便、室内活动和吃饭，各项问题设定、备选答案及自理能力划分如表 4 – 9 所示；第二，CLHLS 调查中 8 项 IADLs 分别为"能否独自到邻居家串门""能否独自外出买东西""是否能独自做饭""是否能独自洗衣服""能否连续走 2 里路""能否提起大约 10 斤重的东西""能否连续蹲下站起三次""能否独自乘坐交通工具出行"，备选项分别为：1—能、2—有一定困难、3—不能，将选项 1 视为能自理，2 和 3 视为不能自理属于轻度失能。

表 4 – 9　　　CLHLS 中 6 项 ADLs 指标设置、备选答案与自理能力划分

问题	备选答案	自理能力
洗澡时是否需要他人帮助?	1 不需要任何帮助 2 某一部位需要帮助 3 两个部位以上需要帮助	1 能自理 2 和 3 不能自理,轻度失能
穿衣时是否需要他人帮助?	1 自己能找到并穿上衣服,无须任何帮助 2 能找到并穿上衣服,但自己不能穿鞋 3 需要他人帮助找衣或穿衣	1 能自理 2 和 3 不能自理,中度失能
上厕所大小便时是否需要他人帮助?	1 完全能独立,无须他人帮助 2 能自己料理,但需要他人帮助 3 卧床不起,只能在床上由他人帮助使用便盆	1 能自理 2 不能自理,中度失能 3 不能自理,重度失能
能否控制大小便?	1 能控制大小便 2 偶尔/有时失禁 3 使用导管等协助控制或不能控制	1 能自理 2 不能自理,中度失能 3 不能自理,重度失能
室内活动是否需要他人帮助?	1 无须帮助,可用辅助设施 2 需要帮助 3 卧床不起	1 能自理 2 不能自理,中度失能 3 不能自理,重度失能
吃饭时是否需要他人帮助?	1 吃饭无须帮助 2 能自己吃饭,但需要一些帮助 3 完全由他人喂食	1 能自理 2 不能自理,轻度失能 3 不能自理,中度失能

　　基于以上老年人对各项 ADLs 和 IADLs 指标完成情况的划分,将 65 岁及以上存活老人生活自理能力的评定准则如下 (见表 4 – 10):ADLs 和 IADLs 中各项活动均能独立完成,无须他人帮助,则判定为能自理;ADLs 和 IADLs 中至少有 1 项轻度失能,而不存在中度和重度失能的情况,则判定为轻度失能,有照护需求但强度较小。对于轻度失能的老年人而言,他们可以通过预约钟点家政服务实现独立生活;ADLs 和 IADLs 中至少有 1 项中度失能,而不存在重度失能的情况,则判定为中度失能,有照护需求且强度居中。对于中度失能老年人而言,他们无法独立生活,至少需要日间照护服务;ADLs 和 IADLs 中至少有 1 项重度失能判定为重度失能,有照护需求且强度较大,需 24 小时全天照护。

表 4 – 10	本书中失能老年人的评定准则	
状态	状态描述	照护需求强度
能自理	ADLs 和 IADLs 中各项活动均能独立完成，无须他人帮助	无
轻度失能	ADLs 和 IADLs 中至少有 1 项轻度失能，而不存在中度和重度失能的情况	较小
中度失能	ADLs 和 IADLs 中至少有 1 项中度失能，而不存在重度失能的情况	居中
重度失能	ADLs 和 IADLs 中至少有 1 项重度失能	较大

第二节　基于微观调研数据的老年人生活自理能力分析

本章选择 2002 年、2005 年、2008 年和 2011 年 CLHLS 调查数据来研究老年人生活自理能力的分布及变动趋势。调查范围涉及全国 22 个省（自治区、直辖市）的大约 50% 的县、县级市与区，对高寿老人、男性老人、城镇老人进行了超比例抽样，使样本中各年龄段上老年人口数量大致相同，保证了高龄老年人的规模和比重，有利于全面而准确反映高龄老年人的生活自理能力。

一、中低龄老年人生活自理能力的分布特征

（一）65～69 岁老年人生活自理能力的性别比较与变动趋势

由表 4 – 11 可以看出，65～69 岁老年人中能够自理的比重较高、失能（尤其是中重度失能）比例较低。2002～2011 年间男性和女性老年人能够自理的占比分别在 85% 和 72% 以上；失能占比在 15% 和 28% 以下，其中，中度失能和重度失能占比合计不足 2%。

表 4 – 11   2002 ~ 2011 年 65 ~ 69 岁男性与女性老年人生活自理能力分布

性别	自理能力	2011 年		2008 年		2005 年		2002 年	
		频数	频率（%）	频数	频率（%）	频数	频率（%）	频数	频率（%）
男	自理	312	85.95	639	85.62	713	84.98	699	85.56
	轻度失能	47	12.95	66	13.26	109	12.99	105	12.85
	中度失能	3	0.83	6	0.84	15	1.79	10	1.22
	重度失能	1	0.28	2	0.28	2	0.24	3	0.37
女	自理	202	74.54	539	75.04	621	74.82	570	72.06
	轻度失能	65	23.99	110	23.74	202	24.34	209	26.42
	中度失能	3	1.11	5	0.76	5	0.60	11	1.39
	重度失能	1	0.37	3	0.46	2	0.24	1	0.13

从 2002 年、2005 年、2008 年及 2011 年 4 次调查结果来看，65 ~ 69 岁老年人自理能力的变动趋势并不明显。男性老年人中能够自理、轻度失能、中度失能和重度失能所占比重基本围绕在均值 85.52%、13.01%、1.17% 和 0.29% 上下波动，女性老年人这一数值分别为 74.11%、24.62%、0.96% 和 0.3%。

表 4 – 12 独立样本 T 检验结果表明，在 1% 的显著性水平下男性老年人的生活自理能力明显强于女性老年人，主要表现在自理和轻度失能的差异上。65 ~ 69 岁的男性老年人中能够自理的比重明显大于女性老年人，2002 年、2005 年、2008 年及 2011 年 65 ~ 69 岁女性老年人中能够自理的比重分别为 72.06%、74.82%、75.04% 和 74.54%，较男性老年人低 13.50、10.16、10.58 和 11.41 个百分点；该年龄段上男性老年人轻度失能的比重明显小于女性老年人，2002 年、2005 年、2008 年及 2011 年轻度失能的女性老年人占比分别为 26.42%、24.34%、23.74% 和 23.99%，较男性老年人高出 13.57、11.35、10.48 和 11.04 个百分点；由于该年龄段上男性和女性老年人中，中度失能和重度失能占比较小，二者之间的差异并不十分明显。

表 4 – 12　　2002 ~ 2011 年 65 ~ 69 岁老年人生活自理能力性

别差异的独立样本 T 检验

年份	均值（男，女）	Levene's Test		T – test	
		F 值	Sig.	F 值	Sig.
2011	（1.15，1.27）	36.08	0.00	– 3.23	0.00
2008	（1.12，1.20）	44.40	0.00	– 3.52	0.00
2005	（1.17，1.26）	47.59	0.00	– 4.03	0.00
2002	（1.16，1.30）	101.75	0.00	– 5.71	0.00

（二）70 ~ 74 岁老年人生活自理能力的性别比较与变动趋势

由表 4 – 13 可以看出，70 ~ 74 岁老年人中能够自理的比重仍然较高、失能（尤其是中重度失能）比例较低。2002 ~ 2011 年男性和女性老年人能够自理的占比分别在 71% 和 55% 以上；失能占比在 29% 和 45% 以下，其中，中度失能和重度失能占比合计不足 5%。与 65 ~ 69 岁老年人相比，70 ~ 74 岁老年人的生活自理能力有所下降。

表 4 – 13　　2002 ~ 2011 年 70 ~ 74 岁男性与女性老年人生活自理能力分布

性别	自理能力	2011 年		2008 年		2005 年		2002 年	
		频数	频率（%）	频数	频率（%）	频数	频率（%）	频数	频率（%）
男	自理	505	75.04	624	78.29	600	71.68	639	76.07
	轻度失能	135	20.06	154	19.32	214	25.57	179	21.31
	中度失能	26	3.86	14	1.76	17	2.03	19	2.26
	重度失能	7	1.04	5	0.63	6	0.72	3	0.36
女	自理	341	59.72	467	67.68	469	58.41	463	55.92
	轻度失能	210	36.78	199	28.84	319	39.73	343	41.43
	中度失能	12	2.10	8	1.16	10	1.25	20	2.42
	重度失能	8	1.40	16	2.32	5	0.62	2	0.24

从 2002 年、2005 年、2008 年及 2011 年 4 次调查结果来看，70～74 岁老年人自理能力的变动趋势并不明显。男性老年人中能够自理、轻度失能、中度失能和重度失能所占比重基本围绕在均值 75.27%、21.57%、2.48% 和 0.69% 上下波动，女性老年人这一数值分别为 60.43%、36.70%、1.73% 和 1.15%。

表 4-14 独立样本 T 检验结果表明，在 1% 的显著性水平上男性老年人的生活自理能力明显强于女性老年人，主要表现在自理与轻度失能的差异上。70～74 岁的男性老年人中能够自理的比重明显大于女性老年人，2002 年、2005 年、2008 年及 2011 年 70～74 岁女性老年人中能够自理的比重分别为 55.92%、58.41%、67.68% 和 59.72%，较男性老年人低 20.15、13.27、10.61 和 15.32 个百分点；该年龄段上男性老年人轻度失能的比重明显小于女性老年人，2002 年、2005 年、2008 年及 2011 年轻度失能的女性老年人占比分别为 41.43%、39.73%、28.84% 和 36.78%，较男性老年人高出 20.12、14.16、9.52 和 16.72 个百分点；由于该年龄段上男性和女性老年人中，中度失能和重度失能占比较小，二者之间的差异并不十分明显。

表 4-14   2002～2011 年 70～74 岁老年人生活自理能力性别差异的独立样本 T 检验

年份	均值（男，女）	Levene's Test		T－test	
		F 值	Sig.	F 值	Sig.
2011	(1.31, 1.45)	15.76	0.00	-4.15	0.00
2008	(1.25, 1.38)	51.27	0.00	-4.46	0.00
2005	(1.32, 1.44)	20.97	0.00	-4.51	0.00
2002	(1.27, 1.47)	85.00	0.00	-7.64	0.00

（三）75～79 岁老年人生活自理能力的性别比较与变动趋势

由表 4-15 可以看出，75～79 岁老年人的生活自理能力主要表现为能够自理和轻度失能，中重度失能比重有所增加。2002～2011年男性和女性老年人能够自理的占比分别在60%和44%以上；轻度失能分别占1/3和1/2左右；中重度失能占比大致维持在4%～5%之间。与65～74岁年龄段老年人相比，该年龄段老年人失能比重明显增大，其中女性失能老人占1/2以上。

表4-15   2002～2011年75～79岁男性与女性老年人生活自理能力分布

性别	自理能力	2011年		2008年		2005年		2002年	
		频数	频率（%）	频数	频率（%）	频数	频率（%）	频数	频率（%）
男	自理	412	65.92	450	65.31	504	60.87	470	60.26
	轻度失能	178	28.48	209	30.33	281	33.94	271	34.74
	中度失能	24	3.84	23	3.34	29	3.50	29	3.72
	重度失能	11	1.76	7	1.02	14	1.69	10	1.28
女	自理	253	45.50	314	48.23	359	44.16	346	44.08
	轻度失能	270	48.56	318	48.85	422	51.91	399	50.83
	中度失能	27	4.86	11	1.69	19	2.34	34	4.33
	重度失能	6	1.08	8	1.23	13	1.60	6	0.76

从2002年、2005年、2008年及2011年4次调查结果来看，75～79岁老年人自理能力的变动趋势并不明显。男性老年人中能够自理、轻度失能、中度失能和重度失能所占比重基本围绕在均值63.09%、31.87%、3.60%和1.44%上下波动，女性老年人这一数值分别为45.49%、50.04%、3.31%和1.17%。

表4-16独立样本T检验结果表明，在1%的显著性水平上男性老年人的生活自理能力明显强于女性老年人，也主要表现在自理与轻度失能的差异上。75～79岁的男性老年人中能够自理的比重明显大于女性老年人，2002年、2005年、2008年及2011年75～79岁女性老年人中能够自理的比重分别为44.08%、44.16%、48.23%和45.50%，较男

性老年人低 16.18、16.71、17.08 和 20.42 个百分点；该年龄段上男性老年人轻度失能的比重明显小于女性老年人，2002 年、2005 年、2008 年及 2011 年轻度失能的女性老年人占比分别为 50.83%、51.91%、48.85% 和 48.56%，较男性老年人高出 16.09、17.97、18.52 和 20.08 个百分点；由于该年龄段上男性和女性老年人中，中度失能和重度失能占比较小，二者之间的差异并不十分明显。

表 4 – 16 　　　 2002 ~ 2011 年 75 ~ 79 岁老年人生活自理能力性别
差异的独立样本 T 检验

年份	均值（男，女）	Levene's Test		T – test	
		F 值	Sig.	F 值	Sig.
2011	(1.41, 1.62)	0.50	0.48	− 5.36	0.00
2008	(1.40, 1.56)	1.10	0.29	− 4.82	0.00
2005	(1.46, 1.61)	1.40	0.24	− 4.92	0.00
2002	(1.46, 1.62)	0.48	0.49	− 5.03	0.00

二、高龄老年人生活自理能力的分布特征

（一）80 ~ 84 岁老年人生活自理能力的性别比较与变动趋势

由表 4 – 17 可以看出，80 ~ 84 岁高龄老年人中一半以上生活不能自理，这部分群体的照料需求旺盛。2002 ~ 2011 年生活不能自理的男性和女性老年人分别在 50% 和 70% 以上，其中，轻度失能分别在 45% ~ 49% 之间和 63% ~ 67% 之间；中重度失能占比大致在 5% ~ 10% 之间。

从 2002 年、2005 年、2008 年及 2011 年 4 次调查结果来看，80 ~ 84 岁老年人自理能力的变动趋势并不明显。男性老年人中能够自理、轻度失能、中度失能和重度失能所占比重分别基本围绕在均值 44.69%、46.89%、5.81% 和 2.62% 上下波动，女性老年人这一数值分别为 27.20%、64.59%、5.60% 和 2.62%。

表 4 - 17　　2002 ~ 2011 年 80 ~ 84 岁男性与女性老年人生活自理能力分布

性别	自理能力	2011 年		2008 年		2005 年		2002 年	
		频数	频率（%）	频数	频率（%）	频数	频率（%）	频数	频率（%）
男	自理	286	44.20	481	48.73	300	44.58	452	41.24
	轻度失能	294	45.44	453	45.90	319	47.40	535	48.81
	中度失能	39	6.03	37	3.75	37	5.50	87	7.94
	重度失能	28	4.33	16	1.62	17	2.53	22	2.01
女	自理	176	27.46	275	29.54	202	30.10	219	21.68
	轻度失能	405	63.18	607	65.20	423	63.04	676	66.93
	中度失能	42	6.55	30	3.22	31	4.62	81	8.02
	重度失能	18	2.81	19	2.04	15	2.24	34	3.37

表 4 - 18 独立样本 T 检验结果表明，在 1% 的显著性水平下男性老年人的生活自理能力明显强于女性老年人，尤其表现在能够自理与轻度失能的差异上。80 ~ 84 岁的男性老年人中能够自理的比重明显大于女性老年人，2002 年、2005 年、2008 年及 2011 年 80 ~ 84 岁女性老年人中能够自理的比重分别为 21.68%、30.10%、29.54% 和 27.46%，较男性老年人低 19.56、14.48、19.19 和 16.74 个百分点；该年龄段上男

表 4 - 18　　2002 ~ 2011 年 80 ~ 84 岁老年人生活自理能力性别

差异的独立样本 T 检验

年份	均值（男，女）	Levene's Test		T - test	
		F 值	Sig.	F 值	Sig.
2011	(1.70, 1.85)	38.86	0.00	-3.58	0.00
2008	(1.58, 1.78)	46.85	0.00	-6.86	0.00
2005	(1.66, 1.79)	27.77	0.00	-3.60	0.00
2002	(1.71, 1.93)	83.62	0.00	-7.59	0.00

性老年人轻度失能的比重明显小于女性老年人，2002 年、2005 年、2008 年及 2011 年轻度失能的女性老年人占比分别为 66.93%、63.04%、65.20% 和 63.18%，较男性老年人高出 18.12、15.64、19.30 和 17.74 个百分点；该年龄段上男性和女性老年人中，中度失能和重度失能占比较小，二者之间的差异并不十分明显。

（二）85～89 岁老年人生活自理能力的性别比较与变动趋势

由表 4-19 可以看出，85～89 岁高龄老年人的失能较高，2002～2011 年间生活不能自理的男性和女性老年人分别达到 69% 和 82% 以上，其中，轻度失能分别在 54%～62% 之间和 67%～75% 之间；中重度失能占比大致在 7%～15% 之间和 10%～19% 之间。与中低龄老年人相比，该年龄段上老年人失能程度进一步增大，对照护的依赖较高。

表 4-19　　2002～2011 年 85～89 岁男性与女性老年人生活自理能力分布

性别	自理能力	2011 年		2008 年		2005 年		2002 年	
		频数	频率（%）	频数	频率（%）	频数	频率（%）	频数	频率（%）
男	自理	196	30.72	345	31.00	367	29.17	277	27.13
	轻度失能	350	54.86	687	61.73	752	59.78	603	59.06
	中度失能	65	10.19	55	4.94	98	7.79	103	10.09
	重度失能	27	4.23	26	2.34	41	3.26	38	3.72
女	自理	105	16.83	171	14.92	228	17.47	149	13.64
	轻度失能	432	69.23	859	74.96	898	68.81	737	67.49
	中度失能	55	8.81	75	6.54	119	9.12	151	13.83
	重度失能	32	5.13	41	3.58	60	4.60	55	5.04

从 2002 年、2005 年、2008 年及 2011 年 4 次调查结果来看，85～89 岁老年人自理能力的变动趋势并不明显。男性老年人中能够自理、轻度失能、中度失能和重度失能所占比重基本围绕在均值 29.51%、

58.86%、8.25% 和 3.39% 上下波动，女性老年人这一数值分别为 15.72%、70.12%、9.58% 和 4.59%。

表 4 - 20 独立样本 T 检验结果表明，在 1% 的显著性水平下，男性老年人的生活自理能力明显强于女性老年人。85~89 岁的男性老年人中能够自理的比重明显大于女性老年人，2002 年、2005 年、2008 年及 2011 年 80~84 岁女性老年人中能够自理的比重分别为 16.83%、14.92%、17.47% 和 13.64%，较男性老年人低 13.49、11.70、16.08 和 13.89 个百分点；该年龄段上男性老年人轻度失能的比重明显小于女性老年人，2002 年、2005 年、2008 年及 2011 年轻度失能的女性老年人占比分别为 67.49%、68.81%、74.96% 和 69.23%，较男性老年人高出 8.43、9.03、13.23 和 14.37 个百分点；随着所占比重增大，该年龄段上中度失能和重度失能的性别差异开始显现，2002 年、2005 年、2008 年及 2011 年中度失能和重度失能的女性老年人占比分别为 13.83%、9.12%、6.54%、8.81% 和 5.04%、4.60%、3.58%、5.13%，较男性老年人分别高出 3.74、1.33、1.60、-1.38 个百分点和 1.32、1.34、1.24、0.90 个百分点。

表 4 - 20　　2002~2011 年 85~89 岁老年人生活自理能力性别差异的独立样本 T 检验

年份	均值（男，女）	Levene's Test		T - test	
		F 值	Sig.	F 值	Sig.
2011	(1.88, 2.02)	29.02	0.00	-3.55	0.00
2008	(1.79, 1.99)	94.74	0.00	-7.74	0.00
2005	(1.85, 2.01)	41.02	0.00	-14.53	0.00
2002	(1.90, 2.10)	5.08	0.02	-6.52	0.00

（三）90 岁及以上老年人生活自理能力的性别比较与变动趋势

由表 4 - 21 可以看出，绝大多数 90 岁及以上高龄老年人处于失能状态，2002～2011年间生活不能自理的男性和女性老年人分别达到85%和95%以上，其中，轻度失能分别在60%～68%之间和58%～67%之间；中重度失能占比大致在20%～26%之间和29%～39%之间。该年龄段上老年人失能程度最高，其日常生活基本全部依赖于他人照护。

表4-21   2002～2011年90岁及以上男性与女性老年人生活自理能力分布

性别	自理能力	2011年		2008年		2005年		2002年	
		频数	频率(%)	频数	频率(%)	频数	频率(%)	频数	频率(%)
男	自理	175	13.93	328	12.94	320	14.29	272	12.09
	轻度失能	758	60.35	1710	67.48	1465	65.40	1394	61.96
	中度失能	210	16.72	341	13.46	311	13.88	445	19.78
	重度失能	113	9.00	155	6.12	144	6.43	139	6.18
女	自理	121	4.87	219	4.14	172	3.82	142	3.05
	轻度失能	1466	58.95	3510	66.35	2871	63.72	2719	58.39
	中度失能	583	23.44	1034	19.55	962	21.35	1307	28.07
	重度失能	317	12.75	527	9.96	501	11.12	489	10.50

从2002年、2005年、2008年及2011年4次调查结果来看，90岁及以上老年人自理能力的变动趋势并不明显。男性老年人中能够自理、轻度失能、中度失能和重度失能所占比重基本围绕在均值13.31%、63.80%、15.96%和6.93%上下波动，女性老年人这一数值分别为3.97%、61.85%、23.10%和11.08%。

表4-22独立样本T检验结果表明，在1%的显著性水平上，男性老年人的生活自理能力明显强于女性老年人，主要表现为男性老年人能够自理和轻度失能的比重大于女性，而中重度失能比重小于女性。90岁及以上的男性老年人中能够自理的比重明显大于女性老年人，2002年、2005年、2008年及2011年90岁及以上的女性老年人中能够自理

的比重分别为 3.05%、3.82%、4.14% 和 4.87%，较男性老年人低
9.04、10.47、8.80 和 9.06 个百分点；该年龄段上男性老年人轻度失能
的比重明显大于女性老年人，2002 年、2005 年、2008 年及 2011 年轻度
失能的女性老年人占比分别为 58.39%、63.72%、66.35% 和 58.95%，
较男性老年人低 3.57、1.68、1.13 和 1.40 个百分点；该年龄段上女性
老年人中度失能和重度失能占比分别为 28.07%、21.35%、19.55%、
23.44% 和 10.50%、11.12%、9.96%、12.75%，较男性老年人分别高
出 8.29、7.47、6.09、6.72 个百分点和 4.32、4.69、3.84、3.75 个百
分点。

表 4 – 22　　2002 ~ 2011 年 90 岁及以上老年人生活自理能力性别
差异的独立样本 T 检验

年份	均值（男，女）	Levene's Test		T – test	
		F 值	Sig.	F 值	Sig.
2011	(2.20, 2.44)	21.62	0.00	- 8.58	0.00
2008	(2.12, 2.35)	113.36	0.00	- 13.24	0.00
2005	(2.12, 2.39)	122.48	0.00	- 14.53	0.00
2002	(2.20, 2.46)	71.96	0.00	- 13.98	0.00

三、老年人生活自理能力的分布结构与变动情况

基于以上分析，本节发现老年人的生活自理能力随年龄增长而减
弱，高龄老年人群体的失能率最高、照护需求最大。2002 ~ 2011 年：
①65 ~ 74 岁老年人中失能比例较低，照护需求较小。其中，65 ~ 69 岁
男性和女性老年人中能够自理的比重分别在 85% 和 72% 以上，中重度
失能占比合计不足 2%。70 ~ 74 岁男性和女性老年人中能够自理的比重
分别在 71% 和 55% 以上，中重度失能占比合计不足 5%。②75 ~ 79 岁
老年人的生活自理能力则主要表现为能够自理和轻度失能，男性和女性
老年人能够自理的占比分别在 60% 和 44% 以上，轻度失能分别占 1/3

和1/2左右。③80岁及以上高龄老年人中生活能够自理的比重较低，对他人照护的依赖较高。80~84岁男性和女性高龄老年人生活不能自理的比重在50%和70%以上，其中，轻度失能分别在45%~49%之间和63%~67%之间。85~89岁生活不能自理的男性和女性老年人分别达到69%和82%以上，其中，轻度失能分别在54%~62%之间和67%~75%之间；中重度失能占比大致在7%~15%之间和10%~19%之间。90岁及以上生活不能自理的男性和女性老年人高达85%和95%以上，其中，轻度失能分别在60%~68%之间和58%~67%之间；中重度失能占比大致在20%~26%之间和29%~39%之间。

老年人生活自理能力的性别差异明显，独立样本T检验结果表明，在1%的置信水平上男性老年人的生活自理能力显著强于女性。①65~69岁、70~74岁、75~79岁以及80~84岁的老年人生活自理能力的性别差异主要表现在：男性老年人能够自理占比显著高于女性，而轻度失能占比明显低于女性。例如，2002年、2005年、2008年及2011年65~69岁女性老年人中能够自理的比重分别为72.06%、74.82%、82.04%和74.54%，较男性老年人低13.50、10.16、10.58和11.41个百分点；而轻度失能占比分别为26.42%、24.34%、23.74%和23.99%，较男性老年人高出13.57、11.35、10.48和11.04个百分点。②85~80岁、90岁及以上年龄段上老年人生活自理能力的性别差异表现在：男性老年人能够自理占比显著高于女性，中度失能和重度失能占比明显低于女性。例如，2002年、2005年、2008年及2011年90岁及以上的女性老年人中能够自理的比重分别为3.05%、3.82%、4.14%和4.87%，较男性老年人低9.04、10.47、8.80和9.06个百分点；该年龄段上女性老年人中度失能和重度失能占比分别为28.07%、21.35%、19.55%、23.44%和10.50%、11.12%、9.96%、12.75%，较男性老年人分别高出8.29、7.47、6.09、6.72个百分点和4.32、4.69、3.84、3.75个百分点。因此，尽管男性老年人的预期寿命低于女性，但存活老年男性的身体素质明显高于女性老年人。

2002~2011年各年龄段上老年人生活自理能力没有呈现出明显的

线性变化趋势，基本在平均水平上下浮动。65～69 岁男性老年人中能够自理、轻度失能、中度失能和重度失能所占比重基本围绕在均值 85.53%、13.01%、1.17% 和 0.29% 上下波动，女性老年人这一数值分别为 74.11%、24.62%、0.96% 和 0.3%；70～74 岁男性老年人中能够自理、轻度失能、中度失能和重度失能所占比重基本围绕在均值 75.27%、21.57%、2.48% 和 0.69% 上下波动，女性老年人这一数值分别为 60.43%、36.70%、1.73% 和 1.15%；75～79 岁男性老年人中能够自理、轻度失能、中度失能和重度失能所占比重基本围绕在均值 63.09%、31.87%、3.60% 和 1.44% 上下波动，女性老年人这一数值分别为 45.49%、50.04%、3.31% 和 1.17%；80～84 岁男性老年人中能够自理、轻度失能、中度失能和重度失能所占比重基本围绕在均值 44.69%、46.89%、5.81% 和 2.62% 上下波动，女性老年人这一数值分别为 27.20%、64.59%、5.60% 和 2.62%；85～89 岁男性老年人中能够自理、轻度失能、中度失能和重度失能所占比重基本围绕在均值 29.51%、58.86%、8.25% 和 3.39% 上下波动，女性老年人这一数值分别为 15.72%、70.12%、9.58% 和 4.59%；90 岁及以上男性老年人中能够自理、轻度失能、中度失能和重度失能所占比重基本围绕在均值 13.31%、63.80%、15.96% 和 6.93% 上下波动，女性老年人这一数值分别为 3.97%、61.85%、23.10% 和 11.08%。

第三节　需要照护的老年人口规模分析

本节的研究内容是借鉴梅休（Mayhew，2000）采用简单比例分布法测算未来 100 年内我国失能老人的总量与结构，利用上一章得到的各年龄段男性和女性老年人口数量[①]乘以相应的自理能力比例便可得到失能老人规模及其结构分布。通过对 2002 年、2005 年、2008 年及 2011

---

① Matlab 程序见附录 2。

年 CLHLS 调查数据进行分析发现，10 年间我国老年人生活自理能力的性别年龄分布并没有表现出明显的增减趋势，本书取四次调研的平均值（详见表 4 - 23）预测未来各年龄段上老年人的失能情况。

表 4 - 23 　　　　老年人生活自理能力的性别年龄分布　　　　单位：%

性别	年龄	自理	轻度失能	重度失能	重度失能
女	65 ~ 69 岁	74.12	24.62	0.97	0.30
	70 ~ 74 岁	60.43	36.70	1.73	1.15
	75 ~ 79 岁	45.49	50.04	3.31	1.17
	80 ~ 84 岁	27.20	64.59	5.60	2.62
	85 ~ 89 岁	15.72	70.12	9.58	4.59
	90 岁及以上	3.97	61.85	23.10	11.08
男	65 ~ 69 岁	85.53	13.01	1.17	0.29
	70 ~ 74 岁	75.27	21.57	2.48	0.69
	75 ~ 79 岁	63.09	31.87	3.60	1.44
	80 ~ 84 岁	44.69	46.89	5.81	2.62
	85 ~ 89 岁	29.51	58.86	8.25	3.39
	90 岁及以上	13.31	63.80	15.96	6.93

一、失能老年人总量变动趋势分析

2015 ~ 2115 年失能老年人人口规模及其占老年人人口的比重如图 4 - 1 所示。预测结果显示，在最近 30 ~ 40 年内失能老年人口规模将迅速增大，2015 年我国 65 岁及以上失能老年人数为 5606 万人，而后一路上涨，2031 年开始超过 10000 万人，到 2055 年增长至最大值 15233 万人，年复合增长率高达 2.53%。从 2056 年开始失能老年人口规模不断减少，到 20 世纪 90 年代初，失能老年人口规模将小于 10000 万人。

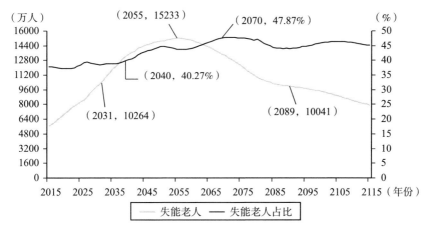

图 4-1 2015~2115 年失能老年人口规模及占比

65 岁及以上老年人中失能老人占比经历了先上涨而后逐渐趋于平稳两个阶段。2015 年 65 岁及以上老年人口中失能老人占比 37.88%，意味着每 3 个老年人中便有 1 个老年人不能独立生活，有照护需求；2016 年开始该数值逐渐增大，到 2040 年超过 40%，2070 年达到最大值 47.87%；从 2071 年开始有所下降，最终维持在 45% 上下波动，届时每 2 个老年人中就有 1 个老年人的日常生活要依赖照护服务。

图 4-2 显示了失能老年人口中轻度失能、中度失能以及重度失能所占比重情况，由该图可以看出失能老年人口中轻度失能占比较高、中度失能次之、重度失能占比最小；从变动趋势来看，60~70 年内老年人的失能程度将逐渐加深，表现为轻度失能比重不断减小、中度失能和重度失能的比重有所增大。具体情况如下：

①2015 年失能老年人口中轻度失能占比 88.25%，此后该指标逐年缓慢减小，到 2080 年降至 84.75%，65 年间减少了 3.5 个百分点。2081~2115 年间趋于平缓，维持在 86% 左右；

②2015 年中度失能老年人数占失能老年人口的比重为 8.30%，此后该指标逐年缓慢增大，到 2080 年增至 10.59%，65 年间增加了 2.29 个百分点。2081~2115 年间趋于平缓，大致在 10% 上下波动；

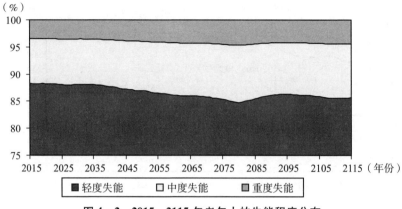

图 4 - 2　2015~2115 年老年人的失能程度分布

③重度失能老年人数占失能老年人比重的变动趋势与中度失能老年人一致，2015 年重度失能老年人占失能老年人口比重为 3.45%，而后缓慢增加，到 2080 年增至 4.65%，65 年间增加了 1.2 个百分点。2081~2115 年间基本稳定在 4.30%。

二、不同失能程度老年人规模变动趋势分析

（一）轻度失能老年人口总量与结构

2015~2115 年轻度失能的老年人口规模及其性别结构变动情况如图 4-3 所示。预测结果显示，未来 30~40 年轻度失能老年人口规模将迅速增大，2015 年我国 65 岁及以上轻度失能老年人数为 4947 万，而后一路上涨，2034 年开始超过 10000 万，到 2055 年增长至最大值 13172 万，年复合增长率达 2.48%。从 2056 年开始轻度失能老年人口规模不断减少，预计从 2077 年开始轻度失能老年人口规模将小于 10000 万。

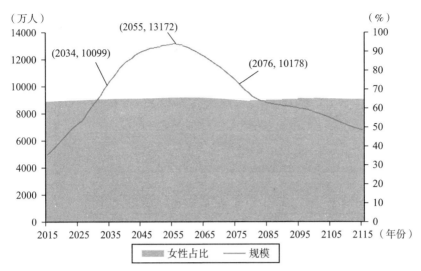

图4-3 2015~2115年轻度失能老年人口规模与性别结构

从性别结构来看，2015~2115年轻度失能的老年人口中女性占比较高，且变动不大。2015年轻度失能的老年人中女性占比63.56%，较男性高27.12%；自2016年开始轻度失能老年人中女性占比逐年增大，到2058年该比值增至65.67%，较男性高31.34%；自2059年开始轻度失能老年人中女性占比有所下降，到2079年降至63.75%，较男性高27.50%；而后轻度失能老年人中女性占比基本维持在65%左右，波动幅度不超过0.20%，大致较男性占比高31%。

由图4-4可知，从年龄结构来看，轻度失能老年人中，75~79岁、80~84岁两个年龄段占比较高，70~74岁、85~89岁次之，65~69岁、90岁及以上占比较低。在2015~2115年间，轻度失能老年人中80~84岁所占比重的均值为22.86%，75~79岁与80~84岁相差不大，均值为21.43%；70~74岁所占比重的均值为17.12%，85~89岁略低为16.35%；65~69岁所占比重的均值为11.88%，90岁及以上次之，为10.36%。

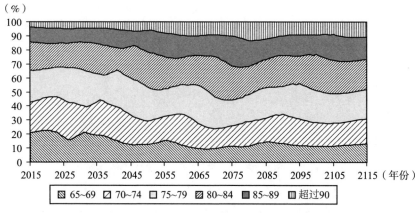

图 4 - 4　2015 ~ 2115 年轻度失能老年人的年龄结构

轻度失能老年人的年龄结构老化现象明显，主要表现为随时间推移中低龄老年人占比逐渐减小，而高龄老年人占比逐渐增大。2015 年轻度失能的老年人中 65 ~ 69 岁、70 ~ 74 岁以及 75 ~ 79 岁中低龄老年人分别占比 20.98%、21.82% 和 22.88%，而后震荡下跌，到 21 世纪 70 年代降至最小值，2068 年轻度失能老年人中 65 ~ 69 岁仅占 9.24%，降幅 11.74%；2073 年 70 ~ 74 岁占比 13.95%，降幅减小至 7.87%；2078 年 75 ~ 79 岁占比 18.27%，降幅进一步缩小为 4.61%。

2015 年轻度失能的老年人中 80 ~ 84 岁、85 ~ 89 岁、90 岁及以上的高龄老年人分别占比 19.91%、10.54% 和 3.89%，而后震荡上涨，到 21 世纪 70 ~ 80 年代增至最大值，到 2070 年 80 ~ 84 岁占比 28.95%，增幅为 9.04%；2075 年 85 ~ 89 岁占比 21.52%，增幅增大至 10.98%；2080 年 90 岁及以上 13.37%，增幅达 9.48%。

（二）中度失能老年人口总量与结构

2015 ~ 2115 年中度失能的老年人口规模及其性别结构变动情况如图 4 - 5 所示。未来 30 ~ 40 年中度失能老年人口规模将迅速增大，2015 年我国 65 岁及以上中度失能老年人数为 465 万人，而后一路上涨，2035 年开始超过 1000 万人，到 2058 年增长至最大值 1447 万人，年复

合增长率达 2.67%，高于失能老人整体增速 0.14 个百分点。从 2059 年
开始中度失能老年人口规模不断减少，预计从 2088 年开始中度失能老
年人口规模将小于 1000 万人。

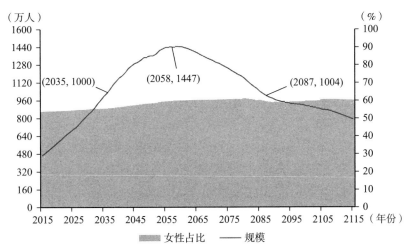

图 4 - 5　2015 ~ 2115 年中度失能老年人口规模与性别结构

　　从性别结构来看，2015 ~ 2115 年中度失能的老年人口中女性占半
数以上。2015 年中度失能的老年人中女性占比 53.86%，较男性高
7.72%；自 2016 年开始中度失能老年人中女性占比逐年增大，到 2059
年该比值达 60.05%，较男性高 20.10%；以后直到 2115 年该比值基本
稳定在 60% 上下，波动幅度不超过 1%。

　　各年龄段上中度失能的比例表现出随年龄的增大而提高的趋势，
2015 ~ 2115 年，中度失能老年人中 90 岁及以上所占比重的平均值高达
24.43%；80 ~ 84 岁占比的均值略低为 19.95%，85 ~ 89 岁、75 ~ 79 岁
所占比重均值分别为 18.12% 和 17.09%；70 ~ 74 岁所占比重的均值相
对较低为 12.88%，65 ~ 69 岁占比最低为 7.53%。

　　中度失能老年人的年龄结构也具有明显的老化现象，随时间推移中
度失能的老年人中，中低龄占比逐渐减小，而高龄占比逐渐增大。2015
年中度失能的老年人中 65 ~ 69 岁、70 ~ 74 岁以及 75 ~ 79 岁中低龄老年

人分别占比为 12.67%、16.67% 和 20.30%，而后震荡下跌，到 21 世纪 70 年代左右降至最小值，其中，2068 年中度失能的老年人中 65~69 岁仅占 4.64%，降幅 8.03%；2073 年 70~74 岁占比 12.88%，降幅减小至 3.79%；2078 年 75~79 岁占比 12.40%，降幅扩大至 7.90%。

2015 年中度失能的老年人中 80~84 岁、85~89 岁、90 岁及以上的高龄老年人分别占比 21.28%、15.45% 和 13.63%，而后震荡上涨，到 21 世纪 70 年代增至最大值，到 2070 年 80~84 岁占比 24.99%，增幅为 3.71%；2075 年 85~89 岁占比 24.81%，增幅增大至 8.36%；2080 年 90 岁及以上占比 35.52%，增幅高达 21.89%（见图 4-6）。

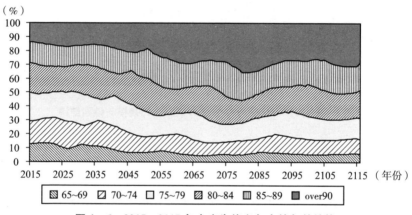

（％）

图 4-6　2015~2115 年中度失能老年人的年龄结构

（三）重度失能老年人口总量与结构

2015~2115 年重度失能的老年人口规模及其性别结构变动情况如图 4-7 所示。未来 40~50 年中度失能老年人口规模将迅速增大，2015 年我国 65 岁及以上重度失能老年人数为 194 万人，而后一路上涨，2034 年开始超过 400 万人，到 2060 年增长至最大值 630 万人，年复合增长率达 2.66%，高于失能老人整体增速 0.13 个百分点。从 2061 年开始重度失能老年人口规模不断减少，预计从 2100 年开始重度失能老年人口规模将小于 400 万人。

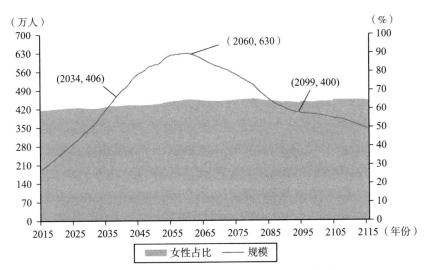

图 4 - 7　2015 ~ 2115 年重度失能老年人规模与性别结构

　　从性别结构来看，2015 ~ 2115 年重度失能的老年人口中女性占比较大。2015 年重度失能的老年人中女性占比 59.37%，较男性高 18.74%；自 2016 年开始重度失能老年人中女性占比逐年增大，到 2060 年该比值达 65.05%，较男性高 30.10%；以后直到 2115 年该比值基本稳定在 64% 上下，波动幅度不超过 1%。

　　各年龄段上重度失能的比例随年龄的增大而提高，2015 ~ 2115 年，重度失能老年人中高龄老年人占比较高，其中，90 岁及以上所占比重的平均值高达 26.44%，80 ~ 84 岁所占比重的均值略低为 21.34%，85 ~ 89 岁为 19.09%；中低龄老年人占比较低，其中 75 ~ 79 岁、70 ~ 74 岁所占比重均值分别为 14.94% 和 13.30%，65 ~ 69 岁占比最低为 4.89%。

　　重度失能老年人的年龄结构也具有明显的老化现象，主要表现为 65 ~ 74 岁低龄老年人占比逐渐减小，85 岁及以上高龄老年人占比不断增大。2015 年重度失能的老年人中，65 ~ 69 岁和 70 ~ 74 岁低龄老年人分别占比 8.45% 和 17.53%，而后震荡下跌，到 21 世纪 70 年代左右降至最小值，其中，2068 年重度失能的老年人中 65～69 岁占比降至最小值 2.95%，降幅 5.50%；2073 年 70～74 岁占比降至最小值 8.51%，降幅达 9.02%。

2015 年重度失能的老年人中，85～89 岁和 90 岁及以上的高龄老年人分别占比 16.83% 和 15.31%，而后震荡上涨，到 2075 年 85～89 岁占比增至最大值 25.77%，增幅为 8.94%；2081 年 90 岁及以上老年人占比 37.93%，增幅高达 22.62%。

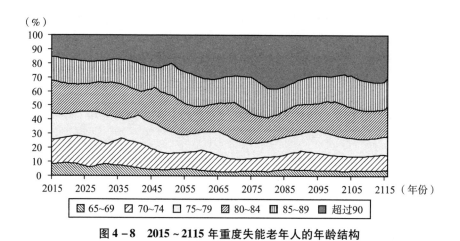

图 4-8　2015～2115 年重度失能老年人的年龄结构

三、失能老年人总量与结构变动趋势分析

本节基于老年人口结构预测结果并结合其失能结构分布分析 2015～2115 年我国 65 岁及以上失能老年人口的规模与结构，结果表明：

（一）失能老年人口规模将逐渐增大，于 21 世纪中叶达到峰值

2015 年我国 65 岁及以上失能老年人数为 5606 万人，其中，轻度失能老年人 4947 万人，中度失能老年人 465 万人，重度失能老年人数为

194 万人。而后失能老年人口规模迅速增大，到 2031 年总规模将超过 1 亿人，其中，轻度失能将于 2034 年超过 1 亿人，中度失能将于 2035 年超过 1000 万人，重度失能将于 2034 年超过 400 万人。

21 世纪 50 年代，65 岁及以上失能人口规模将达到峰值，其中，失能总规模将于 2055 年达到最大值 15233 万人，2055 年轻度失能将达到 13172 万人，2058 年中度失能将达到 1447 万人，2060 年重度失能将达到 630 万人。从 21 世纪 60 年代开始失能人口规模逐渐减小，到 2077 年轻度失能将小于 1 亿人，2088 年中度失能将小于 1000 万人，2100 年重度失能将小于 400 万人。

（二）女性失能老年人占比较高

2015 年，轻度失能的老年人中女性占比 63.56%，中度失能的老年人中女性占比 53.86%，2015 年重度失能的老年人中女性占比 59.37%。自 2016 年开始该比值逐年增大，到 2058 年轻度失能老年人中女性占比 65.67%，2059 年中度失能中女性占比 60.05%，2060 年重度失能老年人中女性占比 65.05%。自 21 世纪 60 代开始，失能老年人中女性占比有所下降并逐渐趋于稳定，轻度失能、中度失能和重度失能中女性占比将基本维持在 65%、60% 和 64% 左右。

（三）高龄老人占比较高且不断增大

失能老年人口中，高龄老人占比较高且随时间推移高龄老年人占比逐渐增大到 21 世纪 70～80 年代达到峰值。其中，2015 年，轻度失能的老年人中 80 岁及以上高龄老年人占比 34.34%，到 2070 年 80～84 岁占比 28.95%，增幅 9.04%；2075 年 85～89 岁占比 21.52%，增幅 10.98%；2080 年 90 岁及以上占比 13.37%，增幅 9.48%。2015 年，中度失能的老年人中 80 岁及以上的高龄老年人占比 50.36%，到 2070 年 80～84 岁占比 24.99%，增幅 3.71%；2075 年 85～89 岁占比 24.81%，增幅 8.36%；2080 年 90 岁及以上占比 35.52%，增幅 21.89%。2015 年，重度失能的老年人中 80 岁及以上的高龄老年人占比

55.66%，2070 年 80～84 岁占比 26.34%，增幅 2.82%；到 2075 年85～89 岁占比增至 25.77%，增幅 8.94%；2081 年 90 岁及以上老年人占比 37.93%，增幅高达 22.62%。

第四节　本章结论

本书在现有文献研究的基础上，以老年人对 ADLs 和 IADLs 中各项活动的完成情况作为生活自理能力的划分标准，并按照所需照护的时间与强度将失能老人划分为轻度失能、中度失能和重度失能三种类型。使用 CLHLS 2002～2011 年 4 次调查数据研究 65 岁及以上老年人生活自理能力的分布情况，结果发现老年人的失能比例与失能程度随年龄的增长而提高，独立样本 T 检验结果表明男性老年人的生活自理能力显著强于女性。2002～2011 年，CLHLS 的调查数据显示老年人的生活自理能力没有呈现出明显的时间变动趋势，故本书选取上述 4 次调查数据中各年龄段男性和女性老年人生活自理能力分布情况的平均值作为失能老年人规模及其分布的预测基础。

使用简单比例分布法测算未来我国失能老人的总量与结构，结果发现，在未来 30～40 年内我国失能老年人口规模将迅速增大，到 21 世纪中叶达到最大值，失能老年人口规模将由 2015 年的 5606 万人增长至 2055 年的 15233 万人，其中，2055 年轻度失能将达到 13172 万人，2058 年中度失能将达到 1447 万人，2060 年重度失能将达到 630 万人。失能老年人口中，高龄老人占比较高且随时间推移而逐年增大，2015 年轻度失能的老年人中 80 岁及以上高龄老年人占比 34.34%，到 2070～2080 年超过 50%；2015 年中度失能的老年人中 80 岁及以上的高龄老年人占比 50.36%，到 2070～2080 年达到 70% 以上；2015 年重度失能的老年人中 80 岁及以上的高龄老年人占比 55.66%，到 2070～2080 年达到 80% 以上。

本章的预测结果表明我国的失能老人数量庞大且不断增长，由于失能老人丧失了生活自理的能力，其日常生活必须借助外部照护服务来完成，这意味着我国未来老年人长期照护需求将不断增大。随着生育率水平持续走低、妇女劳动参与率的提高以及居民家庭规模小型化，使得传统以家庭照护的模式难以为继，失能老人长期照护的服务主体将逐步向社会转移，以社会化、专业化和产业化的方式解决老年人长期照护问题是未来发展趋势。

第五章

老年人长期照护需求预测

在少子化与工作生活节奏快速运转的背景下，传统家庭养老的模式日渐式微，迫切需要发展一套社会化养老服务体系来解决失能老人的养老问题，而对失能老人长期照护需求的准确测算是基本前提。本章致力于分析失能老人的长期照护需求及其影响因素，主要研究贡献在于：对失能老人的社会化养老服务需求进行量化。

目前国内为数不多的相关研究均没有将失能老人与其照护需求相对应，也没有考虑到不同失能程度的老人与照护人员的配置比例。如黄飒等（2012）运用连续时间齐性马尔科夫（Markov）过程考察老年人的长期护理发生率及其健康状态转移运动，预测需要护理的老年人口规模和老年人处于护理状态的时间长度。胡宏伟等（2015）在使用马尔科夫（Markov）过程估算老年人失能规模及其变动的基础上，结合全国老年服务调查数据，估算和预测老年护理服务需求。张文娟（2015b）选择苏利文（Sullivan）法计算2010年60岁及以上老年人的生活照料需求。黄匡时等（2014）运用苏利文（Sullivan）法和多状态生命表法编制中国老年人日常生活照料生命表，在此基础上分析老年人日常生活照料的平均预期时间及其占余寿的比重。吴帆（2016）通过构建"老年人照料负担比"指数从宏观角度分析老年人照料资源供求关系及其变化的趋势，并在国际比较的基础上探讨中国老年人照料负担的特点。本章将综合考虑这些因素，为我国发展老年人长期照护行业提供客观的数据支持。

第一节　照护服务体系的构建

一、三种主要的照护模式

从国内外的发展经验来看，老年人照护模式主要有家庭照护、社区照护和机构照护三种形式，各种形式下老年人的居住方式、照护内容与照护人员等方面存在较大差异，具体情况如下：

第一，家庭照护。家庭照护主要指由家庭成员或亲属等在家庭中为老年人提供照料的服务模式，该模式中老年人的居住方式有独居、与配偶共同居住、与子女共同居住等形式，它的特征是分散供养。长期以来我国老年人照护模式以家庭照护为主，依靠家庭内部成员为老年人提供照料（封婷等，2016）。但近年来，家庭内部成员照料的模式日渐式微，随着城市化进程加快，人口迁移和人口流动的频率增大，造成老年人与子女分开居住，甚至没有亲属住在附近；同时，社会竞争压力的增大，使生活和工作牵扯了人们更多的精力，作为照护服务主要供给者的女性的劳动参与率逐渐增大，为家中老年父母提供照料的时间和精力减少；此外，计划生育政策实施 30 多年以来，使得"四二一"模式凸显，即一对成年夫妇要赡养 4 个老年人、抚养 1 个子女，往往分身乏术。在此背景下，逐渐形成了以老年人自我照料为主、请保姆和子女照料为辅的家庭照料模式。而当前我国的保姆市场人员素质参差不齐、照料质量优劣有别，加之严重的信息不对称，很难雇佣到令人满意的保姆，一旦老年人失去自我照料或照料配偶的能力，家庭照护的模式将难以为继。

第二，机构照护。机构照护是指由专业人员对老年人进行集中照护的模式，照护场所主要有护理院和养老院。其中，护理院是集疾病预防、治疗、照料和临终关怀为一体的照料机构，除提供日常的康复治疗、生活照顾、健身娱乐等服务的同时，能够保证随时提供医疗救助和临终关怀，适合重度不能自理的且患病在接受治疗的老人；而养老院只提供简单的医疗照料和全方位的日常生活照料，不具备复杂的医疗服务设施，适合无病或不需要复杂医疗照料，且家人不能提供照护的重度不能自理的老人（俞卫等，2012；封婷等，2016）。机构照护的优点在于，提供专业化的服务、集体生活能排解孤独、符合老人独立生活的尊严感，但是需要老人适应新的环境、养老成本高以及缺少精神慰藉。

当前，我国养老机构面临着数量不足与床位空置率较高的尴尬局面。一方面，国际标准"平均每千名老人占有养老床位50张"，而我国截至"十二五"结束每千名老人仅占养老床位30张，远低于国际供给标准；另一方面，囿于我国传统文化影响老年人进入机构养老容易给子女造成"不养老、不孝顺"的精神负担，一些养老机构设置在城市的近郊区甚至远郊区为子女看望和老人看病造成诸多不便，加之相当一部分养老机构的设施及医护力量有限使得对养老机构有真正需求的失能、失智及半失能老年人无法进驻①，同时养老机构的照料成本相对较大，以上诸多原因导致我国养老机构空置率很高。

第三，社区照护。社区照护又称为"居家照护""就地照护""社会照护"，是指老年人在家中居住，由社区养老机构为居住在家的失能、独居等生活无人照料的老年人提供社区养老服务，包括居家养老服务和日间照料两种模式。其中，居家养老服务以上门服务为主要形式，由经过专业训练的服务人员到老年人家中进行生活照料、家政服务、康复护理、医疗保健、精神慰藉等。一般对身体状况较好、生活基本能自理的老年人提供打扫卫生、做饭、洗衣服、陪聊天等服务，对身体状况较差、生活不能自理的老年人还提供助餐、助洁、助行、助浴、助医、紧

---

① 民政部举行2016年第一季度例行新闻发布会，网址：http://news.ifeng.com/a/20160125/47224592_0.shtml。

急呼叫和安全援助等日间照料服务；日间照料是社区养老机构提供的日托服务，老人白天到社区老年服务中心接受照护，晚上回家居住（俞卫等，2012）。

社区照护是继家庭照护、机构照护之后，近年来新出现的一种养老模式（孙泽宇，2007）。以社会分散供养与集中供养相结合。社区养老机构又被称为"家门口微型养老院"，其和养老院的区别，不仅在于规模和地理位置，更在于它同时可以把机构的服务资源最大程度向社区辐射，提供膳食、洗涤、清洁卫生、预防保健等上门服务与日间照料。老人或子女对此更加青睐，因为这种照护模式保证老年人居住在自己家中，避免适应新环境而产生的身体和心里的不适，并且使家庭的情感支持得以持续；同时，方便子女照料且收费相对便宜。目前我国在社区里边的养老机构人满为患，数量还比较少①。

二、我国社会养老服务体系的确立

计划生育政策实施30多年以来，使得家庭结构中"四二一"模式凸显，当前我国面临着十分严重的老龄化与少子化现象。本书第三章的实证分析结果表明，即使人口政策由计划生育向"全面二孩"调整也无助于从根本上解决日益严重的老龄化困境，以市场经济为导向的经济政策以及制度、技术、文化等因素变革，导致我国逐渐实现了从政策控制为主的低生育率稳定机制转向以群众自我控制为主，经济发展水平与城镇化水平的提高以及生育成本的不断增大导致我国居民的生育意愿与生育率水平较低。

在全面二孩政策背景下，未来30~40年内我国人口老龄化程度不断加深，超老龄社会将在2028~2030年间出现，整个社会将面临越发沉重的养老负担。预计到2030年60岁及以上老年人口规模将超过4

---

① 民政部举行2016年第一季度例行新闻发布会，网址：http：//news. ifeng. com/a/20160125/47224592_0. shtml。

亿，到 2047 年达到峰值 4.47 亿；2032 年 65 岁及以上老年人口规模将超过 3 亿，到 2052 年峰值达到 3.49 亿；到 2047 年 80 岁及以上高龄老年人口规模将超过 1 亿，2051 年达到峰值 1.05 亿。到 21 世纪中叶，中国平均每 10 个人中将有 4 个人的年龄在 60 岁及以上、3 个人的年龄不小于 65 岁、1 个人的年龄不小于 80 岁，平均每 10 个劳动力要承担 7 ~ 8 个 60 岁及以上、5 ~ 6 个 65 岁及以上、2 个左右 80 岁及以上老年人的养老压力。由此可以看出，未来我国的养老负担尤其是高龄老年人的照料负担沉重，老龄化进程与家庭小型化、空巢化相伴随，与经济社会转型期的矛盾相交织，传统的家庭照护模式难以为继，养老服务的需求将急剧增加，我国亟待建立一套社会化养老服务体系。

由于我国具有子女孝敬赡养老年父母的数千年文化传统，绝大多数老年人及其子女更愿意选择让老人居住在家中，而不是住在养老机构；同时，考虑到我国的人口老龄化是在"未富先老"的情境下发生的，社会保障制度尚不完善，照料资源十分有限，因此，近年来我国提出构建以居家养老为基础、社区照料为依托、机构养老为补充的社会养老服务体系。

（一）"以居家养老为基础、社区照料为依托、机构养老为补充"的基本原则

2009 年 4 月国务院发布的《国家人权行动计划（2009—2010 年）》中，提出构建以居家养老为基础、社区照料为依托、机构养老为补充的社会养老服务体系。"十二五"期间陆续出台了《中国老龄事业发展"十二五"规划》《社会养老服务体系建设规划（2011—2015 年）》继续重申这一原则，并对居家养老、社区养老、机构养老的功能与发展目标作出了明确要求。

居家养老服务涵盖生活照料、家政服务、康复护理、医疗保健、精神慰藉等，以上门服务为主要形式。对身体状况较好、生活基本能自理的老年人，提供家庭服务、老年食堂、法律服务等服务；对生活不能自理的高龄、独居、失能等老年人提供家务劳动、家庭保健、辅具配置、

送饭上门、无障碍改造、紧急呼叫和安全援助等服务。有条件的地方可以探索对居家养老的失能老年人给予专项补贴，鼓励他们配置必要的康复辅具，提高生活自理能力和生活质量。

社区养老服务是居家养老服务的重要支撑，具有社区日间照料和居家养老支持两类功能，主要为家庭日间暂时无人或者无力照护的社区老年人提供服务。在城市，结合社区服务设施建设，增加养老设施网点，增强社区养老服务能力，打造居家养老服务平台。倡议、引导多种形式的志愿活动及老年人互助服务，动员各类人群参与社区养老服务。在农村，结合城镇化发展和新农村建设，以乡镇敬老院为基础，建设日间照料和短期托养的养老床位，逐步向区域性养老服务中心转变，向留守老年人及其他有需要的老年人提供日间照料、短期托养、配餐等服务；以建制村和较大自然村为基点，依托村民自治和集体经济，积极探索农村互助养老新模式。

机构养老服务以设施建设为重点，通过设施建设，实现其基本养老服务功能。养老服务设施建设重点包括老年养护机构和其他类型的养老机构。老年养护机构主要为失能、半失能的老年人提供专门服务，重点实现以下功能：①生活照料。设施应符合无障碍建设要求，配置必要的附属功能用房，满足老年人的穿衣、吃饭、如厕、洗澡、室内外活动等日常生活需求。②康复护理。具备开展康复、护理和应急处置工作的设施条件，并配备相应的康复器材，帮助老年人在一定程度上恢复生理功能或减缓部分生理功能的衰退。③紧急救援。具备为老年人提供突发性疾病和其他紧急情况的应急处置救援服务能力，使老年人能够得到及时有效的救援。鼓励在老年养护机构内设医疗机构。符合条件的老年养护机构还应利用自身的资源优势，培训和指导社区养老服务组织和人员，提供居家养老服务，实现示范、辐射、带动作用。其他类型的养老机构根据自身特点，为不同类型的老年人提供集中照料等服务①。

---

① 信息来源于中央人民政府网站：http：//www.gov.cn/zwgk/2011-12/27/content_2030503.htm。

"十二五"时期初步形成了以居家为基础、社区为依托、机构为补充、医养相结合的养老服务体系，养老床位数量达到 672.7 万张，每千名老年人拥有养老床位数为 30.3 张，比 2010 年底增长了 70.3%，实现了养老床位 30‰的规划目标；全国各类城乡社区服务机构 27.4 万个，比 2010 年增长 79%；城市社区综合服务设施覆盖率规划指标是 90%，实际完成 82.1%，主要原因是老旧小区改造难度大，各级政府投入不足；全国社区日间照料床位数达 278.4 万张，是 2010年的 48 倍①。

2017 年 3 月《"十三五"国家老龄事业发展和养老体系建设规划》指出，我国将进一步构建"以居家为基础、社区为依托、机构为补充、医养相结合"的养老服务体系。推动实施居家社区养老服务工程。依托城乡社区公共服务综合信息平台，以失能、独居、空巢老年人为重点，整合建立居家社区养老服务信息平台、呼叫服务系统和应急救援服务机制，方便养老服务机构和组织向居家老年人提供助餐、助洁、助行、助浴、助医、日间照料等服务；加快公办养老机构改革。加快推进具备向社会提供养老服务条件的公办养老机构转制为企业或开展共建民营。实行老年人入住评估制度，有效保障特困供养人员集中供养需求和其他经济困难的孤寡、失能、高龄等老年人的服务需求；支持社会力量兴办养老机构。贯彻全面放开养老服务市场、提升养老服务质量的有关政策要求，加快推行养老服务业"放管服"改革。对民间资本和社会力量申请兴办养老机构进一步放宽准入条件，加强开办支持和服务指导②。到2020 年，结合养老服务业供给侧结构性改革的要求，每千名老年人拥有的养老床位数将提升至 35～40 张，其中政府运营的养老床位占比不

---

① 信息来源于新华网：http://news.xinhuanet.com/politics/2016 - 01/26/c_128669002. htm。

② 信息来源于中央人民政府网站：http://www.gov.cn/zhengce/content/2017 - 03/06/content_5173930.htm。

超过 50% 、护理型养老床位占比不低于 30% 等指标①②。

（二）"9064" 与 "9073" 养老格局

北京市于 2008 年底提出 "9064" 的养老模式，即 "努力实现 60 岁以上的老年人中，90% 在社会化服务的协助下依靠家庭照料养老，6% 通过政府购买社区照料服务养老，而 4% 入住养老服务机构集中养老"，2009 年北京市发布的《关于加快养老服务机构发展的意见》中再次提到这一设想，该模式符合 "以居家为基础，以机构为支撑，以社区为依托" 的社会养老服务体系框架，确立了居家和社区养老服务在养老服务业中的重要地位。此后进行了多方面探索，2009 年，北京市民政局、市残联制定出台了《北京市市民居家养老服务 "九养" 办法》，建立居家养老券服务制度，提出在全市城乡社区（村）建立养老餐桌及托老所，为社区老年人提供就餐、日间照料等服务；2013 年北京市民政部门进一步提出用两年时间，为全市 322 个街道均建设至少一所 50 ~ 100 张床位的养老照料中心；2015 年北京市民政局、规划委发布《北京市养老服务设施专项规划》提出进一步推进 "9064" 养老服务模式建设，并计划到 2020 年实现 "9064" 这一发展目标③。近年来杭州、广州、深圳等城市也逐渐开始推行这一模式。

2011 年中华人民共和国民政部发布的《社会养老服务体系建设 "十二五" 规划》（以下简称 "规划"）中首次提出实施 "9073" 的养老模式，即 90% 的老年人在社会化服务协助下通过家庭照料养老，7% 的老年人通过购买社区照顾服务养老，3% 的老年人入住养老服务机构

---

① 信息来源于中央人民政府网站：http：//www. gov. cn/zhengce/2017 – 03/15/content＿5177770. htm。

② 信息来源于新华网：http：//news. xinhuanet. com/politics/2016 – 01/26/c_128669002. htm。

③ 信息来源于新华网，网址链接：http：//news. xinhuanet. com/health/2015 – 12/15/c＿128531843. htm。

集中养老①。该规划一经提出得到各地的积极响应，其中，上海市的反映最为迅速，2014 年上海市开展社区嵌入式养老服务机构——"长者照护之家"试点，通过改造利用社区现有公共设施或闲置物业资源，建成嵌入式、多功能、小型化社区养老设施，为老人就近提供便利的综合养老服务。而后，四川、广东、福建、甘肃、陕西等省份也纷纷发力打造"9073"格局。

"9064"和"9073"模式鼓励养老机构社区化，面向社区延伸提供服务，实现立足于社区、以机构为支撑，提供专业化与价格合理的居家养老服务，为有照护需求的居家老人解决了"家政公司不专业，专业护理公司价格高"的困扰。其中，北京寸草春晖养老院是较早探索这一模式的成功范例，该养老院在接收失能、高龄老人入住的同时，还为社区老人提供数十项服务，比如就餐、送餐、日托、助浴、陪同就医、入户聊天等，相关定价如下：吃饭 15 元，送餐加 3 元，日托 80～100 元/天（均含午餐），上门协助洗澡 30 元/小时，读报和陪聊 10 元/小时，上门护理 30～60 元/小时；同时也为社区老人提供电话心理咨询、医疗咨询等多项免费服务，并会定期组织志愿者上门为老人理发、打扫卫生②。

"9064"和"9073"格局符合我国国情与文化传统，其倡导的社区居家养老具有成本较低、覆盖面广、服务方式灵活等优点，在适应老年人习惯和心理的基础上，可用较小成本满足老年人的服务需求，减轻社会养老负担，是应对空巢现象和"未富先老"问题的有效手段。在老龄化加速发展与家庭照料日渐式微的现实背景下，将养老事业发展的方向从传统的家庭养老逐步转变为以专业化、人性化、产业化为特点的社会化养老。当然各种养老模式所占比例不是一成不变的，应根据该地区的老年人年龄特征、健康状况和经济收入状况进行调整。

---

① 信息来源于瞭望东方周刊，2014 年 05 月 19 日，《养老政策体系：井喷以及悖论》，网址链接：http://news.ifeng.com/a/20140519/40359869_0.shtml。
② 信息来源于京华时报，2014 年 01 月 21 日，第 012 版，《北京养老模式求变将打造养老综合体》，网址链接：http://epaper.jinghua.cn/html/2014-01/21/content_58656.htm。

三、照护强度、照护模式与人员配置

（一）国家与地方省市对护理人员与老年人配置比例的相关规定

我国及地方省市曾颁布多项规定对养老机构内部人员配置比例、数量及资质等方面作出要求①。《老年人社会福利机构基本规范》中规定：①城镇地区和有条件的农村地区，老年人社会福利机构主要领导应具备相关专业大专以上学历，熟练掌握所从事工作的基本知识和专业技能。②城镇地区和有条件的农村地区，老年人社会福利机构应该有 1 名大专学历以上、社会工作类专业毕业的专职的社会工作人员和专职康复人员。为介护老人服务的机构有 1 名医生和相应数量的护士。③主要领导应接受社会工作类专业知识的培训。各专业工作人员应具有相关部门颁发的职业资格证书或国家承认的相关专业大专以上学历。无专业技术职务的护理人员应接受岗前培训，经省级以上主管机关培训考核后持证上岗。

《国家福利院评定标准》与《国家二级福利院评定标准实施细则》中也作出相关规定：①福利机构应有一支适应工作需要的专业化队伍，医护人员结构合理，卫技人员和有主管部门颁发上岗合格证的人员占全院职工的 65% 以上。其中医疗康复专业队伍中有高级职称的卫技人员至少 1 名。有专（兼）职营养师（士）。②护理人员与正常老人的比例为 1∶4，与生活不能自理老人的比例为 1∶1.5。③福利机构领导班子中具有大专文化程度的应占 2/3 以上，有卫生技术职称的人员在 1 名以上；行政管理人员配备合理，不超过全院职工总数的 10%。

---

① 国家与地方养老机构护理人员配置标准的规定主要参照资料来源：a. 贾素平：《养老机构管理与运营实务》，南开大学出版社 2013 年版；b. 上海市质量技术监督网站公布的《老年护理（医）院分级护理要求》，网址链接：http://www.shzj.gov.cn/art/2015/6/26/art_1647_1137977.html。

中华人民共和国国家卫生健康委员会颁布的《护理院基本标准(2011版)》指出，为长期卧床患者、晚期姑息治疗患者、慢性病患者、生活不能自理的老年患者提供医疗护理、康复促进、临终关怀等服务的老年护理院中，每张床至少配备0.8名护理人员，其中注册护士与护理员之比为1:2~1:2.5。

《上海市养老机构管理和服务基本标准》(暂行)(2001)规定：①护理员与自理老人的比例为1:5~1:10，护理员与半自理老人比例为1:3.5~1:5，护理员与不能自理老人比例为1:2.5~1:3.5，护理员与完全不能自理和瘫痪老人比例为1:1.5~1:2.5；②城市养老机构和有条件的农村养老机构配备一名以上的社工、康复师等专业人员。有专(兼)职营养师(士)。

《济南市养老服务机构管理规定》中规定：养老服务机构中需要特殊照顾的老人，要24小时有专人护理，且护理人员与老人的比例为1:1。

(二) 失能老人所需照护服务及护理人员与老年人配置比例的设定

结合上述规定以及本书对老年人生活自理能力的划分，本书将失能老人所需照护模式(见图5-1)及其与护理人员的配置比例设定(见表5-1)如下：①能够自理实现独立生活的老年人没有照护需求；②轻度失能老年人所需的照护强度较小，主要涉及家政服务、精神慰藉、助餐、助浴以及IADLs器械辅助等方面的帮助。适合家庭养老与居家养老，也可以选择日间照料服务，机构养老的必要性不大。护理人员与轻度失能的老年人的配置比例设定为1:4~1:5；③中度失能老年人所需的照护强度居中，除IADLs器械辅助能力需要他人帮助外，部分ADLs活动也需要在他人的帮助下才能完成。家庭养老与日间照料服务较为合适，也可以进行机构养老。护理人员与中度失能的老年人的配置比例为1:2~1:2.5；④重度老年人长期卧床不起或无法控制大小便，身体状况较差，所需的照护强度较大，部分甚至全部ADLs活动完全依赖他人帮助，家庭养老与机构养老较为适宜，护理人员与重度失能的老年人的配置比例为 1 : 1 ~ 1 : 1.5。

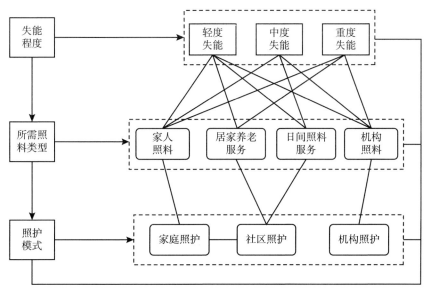

图 5 - 1　老年人长期照护服务体系

表 5 - 1　　　　护理人员与不同失能程度老年人的配置比例

失能程度	状态描述	照护强度	护理人员配置
自理	ADLs 和 IADLs 中各项活动均能独立完成, 无须他人帮助	无	0
轻度	ADLs 和 IADLs 中至少有 1 项轻度失能, 而不存在中度和重度失能的情况	较小	1 : 4 ~ 1 : 5
中度	ADLs 和 IADLs 中至少有 1 项中度失能, 而不存在重度失能的情况	居中	1 : 2 ~ 1 : 2.5
重度	ADLs 和 IADLs 中至少有 1 项重度失能	较大	1 : 1 ~ 1 : 1.5

第二节　老年人长期照护需求预测

一、数据、变量与方法

由于我国老年人长期照护市场尚处于起步阶段，养老服务供给远不能满足行业需求，因此，失能老人的实际养老模式并不能真正反映其对社会化养老服务的需求。以失能老人对各种照护模式的需求意愿作为其对长期照护的需求变量进行需求预测。采用 2011 年全国老年健康影响因素跟踪调查 65 岁及以上老人问卷（CLHLS）中 F15 和 F16 两个问题提炼老年人的机构照护需求和社区照护需求。两个问题的设置与备选答案如表 5-2 所示。

表 5-2　　　2011 年 CLHLS 调查问卷中 F15 和 F16 两个问题

问题	备选答案
F15：您是否希望社区为老年人提供下列社会服务？	
F15-1 起居照料	1. 是，2. 否
F15-2 上门看病、送药	1. 是，2. 否
F15-3 精神慰藉	1. 是，2. 否
F15-4 日常购物	1. 是，2. 否
F15-5 组织社会和娱乐活动	1. 是，2. 否
F15-6 提供法律援助（维权）	1. 是，2. 否
F15-7 提供保健知识	1. 是，2. 否
F15-8 处理家庭邻里纠纷	1. 是，2. 否

问题	备选答案
F16：您希望哪一种居住方式？	1. 独居（或仅与配偶居住），子女在不在附近无所谓； 2. 独居（或仅与配偶居住），子女最好住在附近； 3. 与子女一起居住； 4. 敬老院、老年公寓和福利院 5. 不知道

将 F16 中选择"4. 敬老院、老年公寓和福利院"的样本视为有"机构照护需求"；将 F15 中涉及的 8 项社会服务中至少有 1 项选择"1. 是"的样本视为有"社区照护需求"；将既没有机构照护需求也没有社区照护需求的样本视为有"传统的家庭照护需求"。由此，便得到 2011 年老年人对各种照护模式需求的结构分布（见表 5－3）。

表 5－3　　　　　　　　老年人照护需求的结构分布

照护模式	传统家庭照护		社区照护		机构照护		合计	
	频数	频率（%）	频数	频率（%）	频数	频率（%）	频数	频率（%）
轻度失能	495	10.72	4011	86.86	112	2.43	4618	100.00
中度失能	136	12.44	927	84.81	30	2.74	1093	100.00
重度失能	82	14.41	480	84.36	7	1.23	569	100.00

由表 5－3 可以看出，老年人选择传统家庭照护模式的比重较低且随着失能程度的增加而增大，轻度失能、中度失能和重度失能的老年人希望采用传统家庭照护的比例分别为 10.72%、12.44% 和 14.41%；社区照护备受青睐且随着老年人生活自理能力的下降而下降，轻度失能、中度失能和重度失能的老年人希望获得社区养老服务的比重分别为 86.86%、84.81% 和 84.36%；老年人对机构养老的认可度不高，轻度失能、中度失能和重度失能的老年人选择机构照护的比重分别为 2.43%、2.74% 和 1.23%，相对而言轻度失能和中度失能的老年人选择入住养老机构的比重更大一些。

本章依据表5-3不同自理能力老年人照护需求的分布情况并结合第四章得到的失能老年人规模预测结果，采用简单比例法预测老年人长期照护市场需求。

二、老年人的机构照护需求

（一）具有机构照护需求的失能老人数量估计

本书根据2011年CLHLS中失能老人对机构照护需求的比例分布及其2015~2115年的规模与结构分布预测未来100年内具有机构照护需求的失能老人数量（见图5-2）与结构变动（见图5-3）。预测结果显示，在未来40年内随着失能老人规模的迅速增加，机构养老需求迅猛增长。

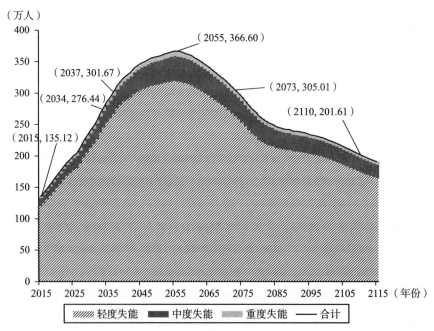

图5-2　2015~2115年具有机构照护需求的失能老人数量

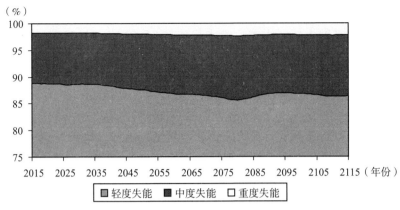

图 5 - 3　2015 ~ 2115 年具有机构养老需求的失能老人结构分布

　　2015 年具有机构照护需求的失能老人数量为 135.12 万人，到 2034 年该数值翻一番，增长至 276.44 万人，年复合增长率为 3.84%。从 2034 年开始，意愿选择机构养老的失能老人数量超过 300 万，到 2055 年达到最大值 366.60 万人，而后有所下降，到 2074 年具有机构照护需求的失能老人数量少于 300 万。

　　其中，具有机构养老需求的轻度失能老人数量由 2015 年的 119.97 万人增加到 2034 年的 244.94 万人，年复合增长率为 3.83%。2055 年达到最大值 319.45 万人，而后快速下降，从 2064 年开始少于 300 万人。相比较而言，具有机构养老需求的中度失能和重度失能的老年人数量增长更加强劲，2015 年二者数量分别为 12.77 万人和 2.38 万人，到 2033 年翻一番，达到 25.61 万人和 4.80 万人，年复合增长率高达 3.94% 和 3.97%，并先后于 2053 年和 2049 年再增长一倍，达到 38.72 万人和 7.15 万人，到 2060 年二者达到最大值 39.68 万人和 7.75 万人，而后逐年减少。

　　从具有机构养老需求的失能老人的结构分布来看，2015 ~ 2080 年，轻度失能老人占比逐年下降，由 2015 年的 88.79% 降至 2080 年的 85.52%，减少了 3.27 个百分点；中度和重度失能老人所占比重有所增加，分别由 2015 年的 9.45% 和 1.76% 上涨至 2080 年的 12.09% 和

2.38%，增加了 2.64 和 0.64 个百分点。2080 年之后至预测期结束，轻度、中度和重度失能老人占比基本稳定在 86.51%、11.29% 和 2.20% 上下波动。

（二）养老机构所需护理人员数量

根据具有机构养老需求的失能老人数量与结构以及表 5-1 中列示的护理人员与失能老年人的配置比例可以推算出 2015~2115 年养老机构所需照护人员数量。如图 5-4 所示，与机构养老需求增长同步，养老机构所需护理人员规模也将迅速增大。

2015 年养老机构所需照护人员数量在 30.69 万~38.76 万人之间，到 2034 年养老机构所需照护人员数量增长 1 倍在 62.92 万~79.48 万人之间，2055 年养老机构所需照护人员数量达到峰值为 84.79 万~107.27 万人，而后逐渐减少。

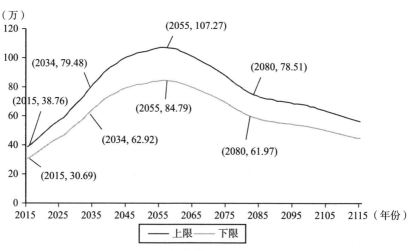

图 5-4　2015~2115 年养老机构护理人员需求数量

三、老年人的社区照护需求

（一）具有社区照护需求的失能老人数量估计

本书根据 2011 年 CLHLS 中失能老人对机构照护需求的比例分布及其 2015～2115 年的规模与结构分布预测未来 100 年内具有社区照护需求的失能老人数量（见图 5－5）与结构变动（见图 5－6）。预测结果显示，在未来 40 年内随着失能老人规模的迅速增加，社区照护需求迅猛增长。

2015 年具有社区照护需求的失能老人数量为 4854.44 万人，到 2034 年该数值翻一番，增长至 9933.31 万人，年复合增长率为 3.84%。从 2035 年开始，意愿选择社区养老的失能老人数量超过 10000 万人，到 2055 年达到最大值 13185.73 万人，而后有所下降，到 2078 年具有社区照护需求的失能老人数量少于 10000 万人。

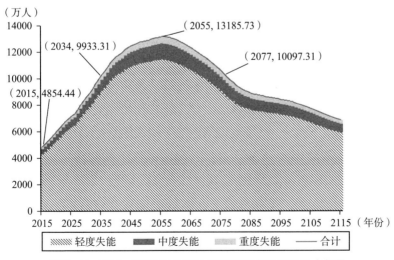

图 5－5　2015～2115 年具有社区照护需求的失能老人数量

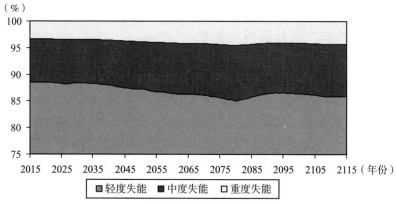

图 5-6　2015~2115 年具有社区养老需求的失能老人结构分布

其中，具有社区养老需求的轻度失能老人数量由 2015 年的 4296.49 万人增加到 2034 年的 8771.86 万人，年复合增长率为 3.83%。2055 年达到最大值 11440.36 万人，而后快速下降，从 2070 年开始少于 10000 万人。相比较而言，具有机构养老需求的中度失能和重度失能的老年人数量增长更加强劲，2015 年二者数量分别为 394.63 万人和 163.33 万人，到 2033 年翻一番分别为 791.41 万人和 329.37 万人，年复合增长率分别高达 3.94% 和 3.97%，并先后于 2053 年和 2049 年再增长一倍，分别达到 1196.36 万人和 490.47 万人，到 2060 年二者达到最大值 1226.05 万人和 531.17 万人，而后逐年减少。

从具有社区养老需求的失能老人的结构分布来看，2015~2080 年，轻度失能老人占比逐年下降，由 2015 年的 88.51% 降至 2080 年的 85.08%，减少了 3.43 个百分点；中度和重度失能老人所占比重有所增加，分别由 2015 年的 8.13% 和 3.36% 上涨至 2080 年的 10.38% 和 4.54%，分别增加了 2.25 和 1.18 个百分点。2080 年之后至预测期结束，轻度、中度和重度失能老人占比基本稳定在 86.10%、9.70% 和 4.20% 上下波动。

（二）社区养老服务所需护理人员数量

由于重度失能老年人身体健康状况很差，处于卧床不起或无法控制大小便等状态，社区对其提供日间照料的可能性较小，主要通过提供居家养老服务来辅助家庭照料，进而缓解失能老人家人的照料负担，因此，以表5-1中列示的护理人员与重度失能老人配置比例1∶1～1∶1.5对未来社区养老服务中护理人员的需求量进行测算并不合理，故本书将提供社区养老服务的护理人员与重度失能老人的配置比调整为1∶3～1∶4。2015～2115年失能老人对社区照护人员的需求数量变动情况如图5-7所示。

由图5-7可以看出，社区养老服务护理人员的需求数量远大于养老机构护理人员的需求量，且也表现出在未来40年内迅猛增长的趋势。2015年社区养老服务护理人员的需求数量在1057.98万～1325.88万人之间，到2034年增长1倍达2167.58万～2716.61万人，2055年社区养老服务护理人员的需求数量达到峰值2907.44万～3645.25万人，而后逐渐减少。

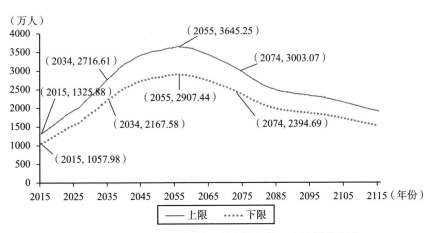

图5-7　2015～2115年社区养老服务护理人员需求数量

第三节　老年人照护模式选择的经验分析

本章第三节的研究结果表明，轻度、中度及重度失能老人有机构养老需求的比重分别为 2.43%、2.74% 和 1.23%，有社区养老服务需求的比重高达 86.86%、84.81% 和 84.36%，说明失能老人更加青睐于社区照护模式而对机构养老的认可度不高，与当前倡导的"9073"和"9064"模式存在一定差距。本节使用 mlogit 模型探讨失能老人关于各种照护模式选择的影响因素，进而为未来老年人长期照护行业的发展提供经验证据。

一、研究假设

本节的研究目的是在中国文化背景下探讨当前与一段时间内失能老人养老需求的形成机制，基于第二章第二节长期照护的相关理论梳理本书认为理性选择分析框架最为合适，通过对老年人照护模式选择的理论与文献回顾，可以看出当前研究主要集中于分析城乡老年人群的居住安排及其影响因素，本书认为这与失能老年人居住安排及其照护模式选择的影响机制存在本质区别，因为失能老年人的居住安排主要受其自身照护需求的影响，而老年人中尚存较大比例具有劳动能力的老年人（尤其是 79 岁以下的低龄老年人），其居住安排更多地受子女抚幼需求的影响（王磊，2013），不同的需求动机决定了这两类老年人居住安排的影响机制存在较大差异，因此，有必要单独研究失能老年人的居住安排的影响机制，基于现有文献本章猜想失能老人的居住安排与照护模式选择主要受其自身人口学特征、经济生活水平与代际支持三个方面的影响，研究假设如下：

假设1：失能老人对社会养老服务的需求随其失能程度的增加而增大。

假设2：与居住在农村的失能老人相比，城镇失能老人的社会化养老服务需求更大。

假设3：与没有丧偶的老年人相比，丧偶老人对社会化养老服务更加青睐。

假设4：失能老人对社会养老服务的需求随存活子女数量的减少而增大。

假设5：经济生活条件越好的失能老人对社会化养老服务的需求越高。

假设6：失能老人的社会化养老服务需求随代际支持的下降而增加。

二、变量设置与模型构建

（一）变量设置

因变量与自变量来源于2011年CLHLS调查数据。因变量照护模式根据调查问卷F15"您是否希望社区为老年人提供下列社会服务？"和F16"您希望哪一种居住方式？"两个问题提炼，将F16中选择"4. 敬老院、老年公寓和福利院"的样本视为有"机构养老服务需求"；将F15中涉及的8项社会服务中至少有1项选择"是"的样本视为有"社区养老服务需求"；将既没有机构照护需求也没有社区照护需求的样本视为有"传统的家庭照护需求"。

人口学变量包括生活自理能力、居住地类型、婚姻状况与子女数量。其中，老年人生活自理能力变量设置如表5-4所示；居住地类型变量根据调研问卷中问题B"被访老人现居住地"整理而成，将选项"乡"视为"农村"，选项"城市"和"镇"视为"城镇"；婚姻状况变量根据调研问卷问题F4-1"您现在的婚姻状况是？"划分为"丧偶"和"非丧偶"两类；子女数量变量来源于调研问卷问题F10-3-0

"您现在有多少个存活的儿子"和 F10 - 3 - 1 "您现在有多少个存活的女儿",之所以将存活子女数量分开设立是为了考察失能老人的照护模式选择中是否存在"养儿防老"现象。

生活水平变量包括"经济来源充足性"与"生活水平在当地所处位置"。"经济来源充足性"变量根据调研问卷中问题 F3 - 3 "你所有的生活来源是否够用?"得到,将回答"够用"赋值为 1,"不够用"赋值为 0。"生活水平在当地所处位置"变量根据调研问卷中问题 F3 - 4 "你的生活在当地比较起来属于:"得到,将回答"很困难""比较困难""一般""比较富裕""很富裕"分别赋值为 1、2、3、4、5。这两个变量是互补的,相对而言,前者的主观性更强一些,因为生活习惯及消费需求不一样决定了老年人对于"生活来源是否够用?"的回答不同;而对当地生活水平的认知往往较为一致,相比较而言老年人能够对"生活在当地比较起来属于:"给出更为客观的答案。

由于代际支持包括经济支持、情感支持以及生活照护三个层面(左冬梅等,2011),据此本书根据调研问卷中问题 F3 - 1 "您现在主要的生活来源是什么?"设立"经济支持"变量,将选择"子女"和"孙子女"的样本视为得到代际的经济支持;根据 F11 - 1 "您平时与谁聊天最多"设立"情感支持"变量,将选择"儿子""女儿""儿媳""女婿""孙子女或其配偶"的样本视为得到代际的情感支持,将选择"朋友/邻居""社会工作者""保姆"视为没有得到代际情感支持;根据E6 - 1 "您目前在日常活动中需要他人帮助时,谁是主要帮助者?"设立"照护支持"变量,将选择"儿子""儿媳""女儿""女婿""儿子和女儿"或"孙子女"的样本视为得到代际照护支持,将选择"社会服务""朋友邻里""保姆""无人帮助"的样本视为没有得到代际照护支持。

模型中因变量与自变量的赋值情况如表 5 - 4 所示。

表 5 – 4 失能老年人照护需求影响因素的变量设定

变量	一级指标	二级指标	二级指标赋值
因变量	照护需求	照护需求（DT）	1. 传统的家庭照护，没有社会化养老服务需求； 2. 社区照护，社区养老服务需求； 3. 机构照护，机构养老
自变量	人口学特征	生活自理能力（SL）	1. 轻度失能；2. 中度失能；3. 重度失能
		居住地类型（LR）	0. 农村；2. 非农村
		婚姻状况（LS）	0. 未丧偶；1. 丧偶
		儿子数量（NS）	存活儿子数量
		女儿数量（NA）	存活女儿数量
	经济生活条件	经济来源充足性 FS	0. 不够用；1. 够用
		生活水平在当地所处位置 LES	1. 很困难；2. 比较困难；3. 一般； 4. 比较富裕；5. 很富裕
	代际支持	经济支持（FA）	0. 否；1. 是
		情感支持（TA）	0. 否；1. 是
		照护支持（TCA）	0. 否；1. 是

（二）模型构建

由于失能老年人面临"传统的家庭照护""社区照护"和"机构照护"三种模式，属于多元无序选择的离散选择模式，故本章取多项 Logit 模型研究失能老人照护模式选择的形成机制。

多项 Logit 模型在随机效用框架下，假设个体 i 选择方案 j 所能带来的随机效用如式（5.1）所示：

$$U_{ij} = x_i'\beta_j + \varepsilon_{ij} \tag{5.1}$$

其中，i 为本文样本中失能老人（i = 1，2，…，n），j 为失能老年人对其照护模式做出选择，j = 1，2，3 分别对应于"传统的家庭照护""社区照护"和"机构照护"三种模式；x_i 为自变量，包括失能老年人的人口学特征变量、经济生活条件与代际支持变量，其只随个体 i 而变，不随方案 j 而变；系数 β_j 表明个体 x_i 对随机效用 U_{ij} 的作用取决于方案 j。

当且仅当方案 j 带来的效用高于所有其他方案时，个体 i 会选择方案 j，概率可写为式 (5.2)：

$$
\begin{aligned}
P(y_i = j \mid x_i) &= P(U_{ij} \geqslant U_{ik}, \quad \forall k \neq j) \\
&= P(U_{ik} - U_{ij} \leqslant 0, \quad \forall k \neq j) \\
&= P(\varepsilon_{ik} - \varepsilon_{ij} \leqslant x_i'\beta_j - x_i'\beta_k, \quad \forall k \neq j)
\end{aligned} \tag{5.2}
$$

假设 $\{\varepsilon_{ij}\}$ 满足独立同分布（idd）且服从 I 型极值分布，则可证明：

$$
P(y_i = j \mid x_i) = \frac{\exp(x_i'\beta_j)}{\sum_{k=1}^{J} \exp(x_i'\beta_k)} \tag{5.3}
$$

由此，各项选择方案的概率之和为 1，即 $\sum_{k=1}^{J} P(y_i = j \mid x) = 1$。

模型无法同时识别所有的系数 β_k，$k = 1, \cdots, J$。因为如果将 β_k 变为 $\beta_k^* = \beta_k + \alpha$（$\alpha$ 为某常数向量），完全不会影响模型的拟合。为此，通常将某方案作为"参照方案"，本文将方案 1"独居或仅与配偶居住"作为参照方案，令相应系数 $\beta_1 = 0$，由此个体 i 选择方案 j 的概率可以表示为式 (5.4)：

$$
P(y_i = j \mid x) = \begin{cases} \dfrac{1}{1 + \sum\limits_{k=2}^{J} \exp(x_i'\beta_k)} & (j = 1) \\[4mm] \dfrac{\exp(x_i'\beta_j)}{1 + \sum\limits_{k=2}^{J} \exp(x_i'\beta_k)} & (j = 2, 3) \end{cases} \tag{5.4}
$$

一般用 MLE 进行参数估计，个体 i 的似然函数如式 (5.5) 所示：

$$
L_i(\beta_1, \cdots, \beta_J) = \prod_{j=1}^{J} [P(y_i = j \mid x_i)]^{1(y_i = j)} \tag{5.5}
$$

其对数似然函数为 $\ln L_i(\beta_1, \cdots, \beta_J) = \sum_{j=1}^{J} 1(y_i = j) \cdot \ln P(y_i = j \mid x_i)$，其中，$1(\cdot)$ 为示性函数，即如果括号中的表达式成立，则取

值为 1，反之，取值为 0。将所有个体的对数似然函数加总，即得到整个样本的对数似然函数，将其最大化则得到系数估计值 $\hat{\beta}_1$，…，$\hat{\beta}_J$。

由于多项 logit 模型的非线性性质，所得到的系数不能用来直接解释（Green，2005），还需要计算"相对风险比率"即回归系数的指数（relative risk ratios，RRR）才能直观反映各自变量对个体方案选择的影响。使用多项 logit 模型的前提是选择方案满足 idd 假设，通常在估计系数 β_i 后使用豪斯曼和麦克法登（Hausman and McFadden，1984）的方法（Hausman – McFadden 检验）对模型进行检验，该检验的原假设为：任意两种备选项选择概率的比值独立于任何其他备选项的存在性。

三、参数估计结果分析

利用 Stata 12.0 对多项 logit 模型进行参数估计。Hausman – McFadden 检验统计量的 P 值很大，接近于 1，说明可以接受原假设，使用多项 logit 模型分析人口学特征、经济生活水平以及代际支持变量对失能老人照护模式选择的影响因素是有效的。模型的参数回归结果如表 5 – 5 所示。

从人口学特征对失能老年人居住安排的影响来看：

①失能程度变量关于失能老人选择社会养老服务的系数是负的，说明随着失能程度的增加，失能老人更希望获得家人的照料，但在 5% 的显著性水平上老年人失能程度对其所需照护模式的影响并不显著。

②居住地类型对失能老人的社区养老服务有显著影响，与农村相比，城镇失能老人对社区养老服务的相对风险比率为区间为 [0.64，0.72]，即与居住在农村的失能老年人相比，居住在城镇的失能老年人选择社区养老服务的概率将下降 30% 左右，之所以出现这种现象本书认为可能是与农村相比城镇的人情关系相对冷漠，邻里之间互相走动较少，社会信任缺失，导致其对居家养老上门服务形式的认可度较低。居住地类型对失能老人养老机构的选择没有显著影响。

表 5 – 5 　　失能老年人照护模式选择的 mlogit 模型参数回归结果

居住安排	解释变量	模型一		模型二		模型三	
		系数	相对风险比率	系数	相对风险比率	系数	相对风险比率
传统家庭照护		参照方案					
社区照护	CON	2. 4954 ***	12. 1328 ***	2. 0070 ***	7. 4406 ***	2. 6591 ***	14. 2840 ***
	SL	− 0. 1242 *	0. 8832 *	− 0. 0350	0. 9656	− 0. 0873	0. 9164
	LR	− 0. 4481 ***	0. 6388 ***	− 0. 3685 **	0. 6918 **	− 0. 3301 **	0. 7189 **
	LS	0. 0905	1. 0948	0. 1305	1. 1395	− 0. 2340	0. 7913
	NS	0. 0147	1. 0148			0. 0267	1. 0271
	NA	0. 0054	1. 0054			0. 0215	0. 9787
	FS	− 0. 3965 ***	0. 6726 ***	− 0. 6444 ***	0. 5250 ***	− 0. 6986 ***	0. 4973 ***
	LES	0. 0141	1. 0142	0. 0296	1. 0301	− 0. 0131	0. 9870
	FA			0. 3184 **	1. 3750 **	0. 2701 **	1. 3101 **
	TA			0. 3326 *	1. 3946 *	0. 2991 *	1. 3486 *
	TCA			0. 0829	1. 0864	0. 0002	1. 0002
机构照护	CON	0. 1285	1. 1371	0. 9495	2. 5843	1. 9641	7. 1285
	SL	− 0. 0820	0. 9213	0. 0588	1. 0606	− 0. 0362	0. 9645
	LR	− 0. 1206	0. 8864	− 0. 1035	0. 9017	− 0. 0195	0. 9806
	LS	0. 2465	1. 2796	0. 0705	1. 0730	− 0. 3959	0. 6731
	NS	− 0. 5335 ***	0. 5865 ***			− 0. 2025	0. 8167
	NA	− 0. 3145 ***	0. 7302 ***			− 0. 3296 **	0. 7192 **
	FS	− 0. 1843	0. 8317	− 0. 5160	0. 5945	− 0. 6001	0. 5488
	LES	− 0. 2009	0. 8180	− 0. 1550	0. 8564	− 0. 0675	0. 9348
	FA			− 0. 2582	0. 7724	0. 0959	1. 1007
	TA			− 1. 0090 **	0. 3646 **	− 0. 9875 **	0. 3725 **
	TCA			− 2. 6396 ***	0. 0714 ***	− 2. 6773 ***	0. 0687 ***
LR chi^2		105. 27		126. 58		109. 26	
Pseudo R^2		0. 0241		0. 0719		0. 0750	

注：* 、 ** 、 *** 分别代表在 10% 、5% 和 1% 的显著性水平。

③婚姻状况对失能老年人照护模式的选择没有显著影响，原则上对于有配偶的失能老年人而言，其日常照料主要由配偶承担，而丧失配偶的失能老年人的日常照料只能诉诸子女或社会服务，而本书的研究结果却没有证明这一点，本书猜想可能是因为失能老人往往年龄较高，其配偶大多与之同龄，而年龄较高的老年人由于身体等各项机能的衰退，很难完成照护工作。

④模型回归结果显示子女数量对失能老年人是否选择社区照护没有显著影响，在社区养老服务体系健全的情况下，存活子女数量越少的轻度和中度失能老人将更倾向于选择社区养老服务进而减缓子女的照料负担，而本书的研究结果并没有证明这一点，这从侧面反映出我国的社区养老模式建设尚处于起步阶段，仍未得到家庭的普遍认可。模型一显示在1%的显著性水平上，存活儿子和女儿数量的数量每增加1，其选择居住在养老机构的概率将分别下降41.35%和26.98%，存活儿子数量对失能老人是否选择机构养老的影响大于存活女儿，这反映出养儿防老的文化传统在一定程度上存在着；而引入代际支持变量后（模型三），存活儿子数量对失能老年人是否选择机构养老的影响变得不显著，儿子主要通过经济支持、情感支持与照护支持而间接影响失能老年人的机构养老意愿。

从经济生活条件来看：

①在1%（模型一）和5%（模型二和模型三）的显著性水平上，经济来源不充足的失能老人更需要社区养老服务，而经济来源充足的失能老人更倾向于传统的家庭照护模式，模型一的相对风险比率在为0.67，模型二和模型三在引入代际支持因素后相对风险比率降至0.53和0.50，这意味着失能老人的经济充足性在一定程度上会通过影响代际支持而间接作用于其对照护模式的选择，因此，在考虑代际支持因素的情况下，即与经济来源不充足的失能老人相比，经济来源充足的失能老人选择社区养老服务的概率将减少50%左右，说明经济来源不充足的失能老人对社区照护的需求更大。经济来源充足性对失能老人机构养老需求的影响也表现为经济来源充足的失能老人更倾向于选择传统家庭

照护，但系数的显著性水平不高。

②"经济生活水平在当地所处的位置"变量对失能老人照护需求的影响不显著。

代际支持变量能够显著影响失能老人对社会化养老服务的需求，具体表现在：

①从代际支持对失能老人社区养老服务需求的影响来看，子女以及孙子女的经济支持与情感支持对失能老人选择社区照护具有正向影响，相对风险系数分别为1.38和1.31，对应的显著性水平为5%和10%，即与没有获得子女或孙子女经济支持和情感支持的失能老人相比，获得这些支持的失能老人选择社区养老服务的概率将增大30%以上，而子女和孙子女的照护支持对失能老人的社区养老服务需求没有显著影响。由于获得代际经济支持的失能老人更青睐社区养老服务，而经济来源充足的失能老人更容易得到传统的家庭照护，这说明自身经济地位越高的失能老人越能得到家庭的照料，印证了策略性财产赠与模型（Bernheim et al.，1985）[1] 和家庭集体模型的观点（Chiappori，1997）[2]。

②从代际支持对失能老人机构照护需求的影响来看，子女和孙子女的情感支持与照护支持对失能老人机构养老需求具有显著的负向影响，相对风险系数分别为0.37和0.07左右，即对于能够获得子女和孙子女情感支持与照护支持的失能老人而言，其选择机构养老的概率将减少63%和93%，显著性水平高达5%和1%。子女和孙子女的经济支持对失能老人是否选择机构养老的影响不显著。

---

① 策略性财产赠与模型认为：老年父母与成年子女的利益是不一致的，由于前者希望得到的照料往往比后者愿意提供得多，老年父母通常通过对可继承财产的支配来影响子女的行为。这就意味着社会经济地位越高的老人，其子女可继承的财产越多，也越有可能得到子女的照料。

② 家庭集体模型观点：家庭成员得到的资源数量取决于其讨价还价的能力，因为一个老人的社会经济地位越高，财富越多，其在家庭中的讨价还价能力也越强，往往能得到子女更多地照料。

第四节　本章结论

我国 20 世纪五六十年代婴儿潮时期出生的新增大量人口以及 20 世纪 70 年代末开始实施的长达 30 余年的计划生育政策，使得自 2010 年以来我国面临着日益严重的人口老龄化与少子化困局，传统家庭养老的模式日渐式微，整个社会面临着空前的养老负担。在此背景下，我国于"十二五"开局之年便提出我国将致力于构建"以居家养老为基础、社区照料为依托、机构养老为补充"的社会养老服务体系，确立了未来老年人长期照护市场的发展方向。本章中以 2011 年 CLHLS 调查数据为基础计算失能老人对社会化养老服务需求的分布结构，并结合上一章中对 2015～2115 年失能老人规模与结构的预测结果估算未来 100 年内失能老人对社会化养老服务的需求；依据国家与地方省市对护理人员与老年人配置比例的相关规定结合本书对老年人生活自理能力的划分，设定轻度、中度、重度失能老人与护理人员的配置比例，并以此为基础进一步估计养老机构与社区养老服务中所需护理人员规模。

轻度、中度及重度失能老人愿意选择机构养老的比重分别为 2.43%、2.74% 和 1.23%，有社区养老服务需求的比重分别高达 86.86%、84.81% 和 84.36，说明失能老人更加青睐于社区照护模式而对机构养老的认可度不高，与当前倡导的"9073"和"9064"模式存在一定差距。在未来 40 年内随着失能老人规模的迅速增加，社会化养老服务需求将迅猛增长，到 21 世纪中叶达到峰值。其中，具有机构照护需求的失能老人数量将由 2015 年的 135.12 万人增长至 2055 年的 366.60 万人，对应的养老机构照护人员需求数量将由 2015 年的 30.69 万～38.76 万人增加到 2055 年的 84.79 万～107.27 万人；具有社区照护需求的失能老人数量将由 2015 年的 4854.44 万人增长至 2055 年的 13185.73 万人，社区养老服务护理人员的需求数量也将由 2015 年的

1057.98 万 ~ 1325.88 万人增加到 2055 年的 2907.44 万 ~ 3645.25 万人。事实上能够自理的老年人由于身体各项机能的逐步衰退也需要一定的照料服务，主要涉及家政服务和精神慰藉，如打扫卫生、洗衣服、陪聊天等方面的服务，然而考虑到计算的简洁性，本章并未将这部分照料需求考虑在内，因此，实际照护需求可能比计算结果稍大一些。

采用 mlogit 模型在现有文献的基础上选取人口学特征、经济状况以及代际支持三个维度分析失能老人的社会养老服务需求的影响因素，结果发现：①失能老人对社区养老服务的需求主要受居住地类型、经济来源的充足性以及子女和孙子女的经济支持与情感支持的影响。由于城镇的社会信任缺失等原因，居住在城镇的失能老年人选择社区养老服务的概率比居住在农村的失能老年人低 30% 左右。与经济来源充足的失能老人相比，经济来源不充足的失能老人选择社区养老服务的概率将减少 50% 左右。与没有获得子女或孙子女经济支持和情感支持的失能老人相比，获得这些支持的失能老人选择社区养老服务的概率将增大 30% 以上；②对机构养老服务的需求主要受子女和孙子女的情感支持与照护支持的影响，对于能够获得子女和孙子女的情感支持与照护支持的失能老人而言，其选择机构养老的概率将减少 63% 和 93%。

mlogit 模型的回归结果表明，我国社会化养老服务对象主要为鳏寡、失独以及空巢等失能老人，然而我国在 20 世纪五六十年代随着战后生活的逐步稳定出现了"婴儿潮"，而到 20 世纪 70 年代这批"婴儿"在长大成人之际又恰逢计划生育政策的实施，计划生育催生了大量独生子女家庭，预计从 2030 年开始在计划生育政策影响下的"50"后、"60"后逐渐步入高龄老年人阶段，整个社会失能老年人的比例将大幅增加，独生子女的照料负担加重；同时，改革开放以来，随着经济与城市化的快速发展，在物质生活极大丰富的同时，城乡居民的生活压力也逐渐增大，外出求学、务工等迁移流动现象越来越多，失能老人来自子女和孙子女的代际支持将越来越少，尤其精神支持与照护支持将日渐式微，在此背景下，合理布局，加快社会化养老服务体系建设，构建一套社会化、专业化和产业化的老年人长期照护模式是应有的题中之义。除此而外，在社区养老服务体系建设中应注意照顾经济拮据失能老人的需求，采取补贴或减免等福利优惠方式支持其获取居家养老服务或日间照料，保障其晚年生活幸福安康。

第六章

老年人长期照护行业供给分析

本书第三章的预测结果表明，未来我国人口老龄化程度将不断加深，整个社会面临沉重的养老负担。与此同时，传统的家庭养老功能正在逐渐弱化。而以家庭佣工辅助家庭养老的模式并不理想。与发达国家相比，我国"未富先老"的特征明显，发达国家的人口老龄化是在基本实现了现代化、人均 GDP 超过 10000 美元之后出现的，而我国于1999 年进入人口老龄化时人均 GDP 仅 840 美元[①]，到目前为止我国的人均 GDP 仍未达到 10000 美元的水平，经济基础薄弱，大部分家庭尚不具备供养老年人口的能力，聘请家庭佣工的成本较高将为家庭带来较大的经济负担，尤其在北京、上海等房价较高的大中城市，家庭佣工将使得居住问题更加尖锐。因此，我国迫切需要构建一套社会化养老服务体系来解决养老问题。

"十二五"时期我国先后出台了《中国老龄事业发展"十二五"规划》《社会养老服务体系建设规划（2011—2015 年）》等多项政策，确立了"以居家为基础，社区为依托，机构为支撑"的社会养老服务体系并提出"9073"模式的发展目标，实现 90% 的老年人在社会化服务协助下进行养老，7% 的老年人通过购买社区照护服务养老，3% 的老年人入住养老机构集中养老。然而，时至今日，我国的社会化养老服务供

---

① 张岩松：《养老服务业发展与个案研究》，清华大学出版社 2015 年版。

给数量多少？尚存多大缺口？服务质量如何？能否得到社会的认可？弄清楚这些问题，有利于为未来我国社会化养老服务体系建设的良性发展，也是本章的主要研究论题。

第一节　行业供给数量与缺口分析

一、养老床位

（一）社会化养老服务机构的养老床位供给与利用情况

自 2000 年第五次人口普查结果显示我国已经老龄化阶段以来，政府对养老问题的重视程度不断升级，相继出台的养老政策越来越多，且其可操作性与指导性越来越强，尤其近些年来，我国社会化养老服务产业取得长足发展（详见表 6 - 1 和表 6 - 2）。

表 6 - 1　　　　　2000~2016 年社会化养老服务机构数量　　　　单位：个

年份	机构养老			社区养老			合计
	合计	城市养老服务机构	农村养老服务机构	合计	社区养老机构	社区互助型养老机构	
2000	39321	—	—				
2005	40641	—	—				
2010	39904	5413	31472				
2011	40824	5616	32140				
2012	44304	6464	32787				
2013	42475	7077	30247				

续表

年份	机构养老			社区养老			合计
	合计	城市养老服务机构	农村养老服务机构	合计	社区养老机构	社区互助型养老机构	
2014	33043	7642	20261	59284	18927	40357	92327
2015	28446	7656	15587	76453	24122	52331	104899
2016	28080	8891	15398	98693	31265	67428	126773

资料来源：2000～2016年《中国民政统计年鉴》。

表6-2　　　　　　　2000～2016年社会化养老服务机构床位供给

年份	总量		每千名老人拥有床位数		床位利用率（%）
	数量（万张）	增长率（%）	数量（张）	增长率（%）	
2000	143.8	—	11.1	—	75.2
2005	158.1	13.5	11.0	—	73.5
2006	179.6	13.6	12.1	10.0	77.1
2007	242.9	35.2	15.8	30.6	78.8
2008	267.4	10.1	16.7	5.7	79.1
2009	293.5	9.8	17.6	5.4	77.5
2010	316.1	7.7	17.8	1.1	78.1
2011	353.2	11.7	19.1	7.3	73.7
2012	416.5	12.8	21.5	7.5	70.5
2013	493.7	18.5	24.4	13.9	62.3
2014	577.7	17.0	27.2	11.5	55.5
2015	672.7	16.4	30.3	11.4	48.6
2016	680.0	1.1	31.6	4.3	47.1

资料来源：2000～2016年《中国民政统计年鉴》。

"十五"（2000～2005年）时期我国对养老问题处于初步重视与探索阶段，代表性的政策文件是2000年中共中央和国务院下发的《中共中央关于加强老龄工作的决定》，由于该文件缺乏可操作性与执行性，对下级政府的指导意义不大，使得整个"十五"期间养老服务业的发展缓慢。"十五"期间，全国养老机构（包括城市养老服务机构、农村养老服务机构、社会福利院、光荣院、荣誉军人康复医院、复员军人疗养院、军休所）数量由 39321 个增加至 40641 个，新增养老机构 1320 个，年复合增长率仅为 0.66%；养老机构床位数量由 143.8 万张增长至 158.1 万张，新增床位数 14.3 万张，年复合增长率 1.91%；每千名老人拥有的床位数由 11.1 张降至 11.0 张。

"十一五"（2006~2010 年）时期我国处于社会化养老服务体系建设的过渡阶段，尚未明确建设目标，这一时期的代表性文件是 2006 年出台的《关于加快发展养老服务业意见的通知》，提出优先发展社会养老服务业。"十一五"期间，养老机构数量由 40641 个降至 39904 个，减少 737 个；养老床位由 158.1 万张增长至 316.1 万张，新增床位数 158 万张，增长 1 倍，年复合增长率 14.86%；每千名老人拥有的床位数由 11.0 张增加到 17.8 张。

"十二五"（2011~2015 年）时期我国确立了未来社会养老服务体系的发展方向，于"十二五"开局之年便先后出台了《中国老龄事业发展"十二五"规划》和《社会养老服务体系建设规划（2011—2015 年)》，确立了"以居家为基础，社区为依托，机构为支撑的养老服务体系"的建设目标，并提出实施"9073"的养老模式，即 90% 的老年人在社会化服务协助下通过家庭照料养老，7% 的老年人通过购买社区照顾服务养老，3% 的老年人入住养老服务机构集中养老①。"十二五"中后期陆续出台《中华人民共和国老年人权益保障法》修订版、《国务院关于加快发展养老服务业的若干意见》《养老机构设立许可办法》《养老机构管理办法》《养老服务设施用地指导意见》等规范性和扶持性政策文件，这一时期的社会化养老服务业快速发展。"十二五"期

---

① 信息来源于瞭望东方周刊，2014 年 05 月 19 日，《养老政策体系：井喷以及悖论》，网址链接：http://news.ifeng.com/a/20140519/40359869_0.shtml。

间，养老机构数量由 39904 个降至 28446 个，减少 11458 个；社区养老机构 76453 个，其中社区互助型养老机构 52331 个；养老床位由 316.1 万张增长至 672.7 万张，新增床位数 356.6 万张，增长 1.13 倍，年复合增长率 16.31%，其中，社区日间照料床位数量增长迅猛，由 4.7 万张增长至 114.1 万张，新增床位数 109.4 万张，年复合增长率高达 89.25%；每千名老人拥有的床位数由 17.8 张增加到 30.3 张。

"十三五"（2016~2020）时期深化发展"以居家为基础，社区为依托，机构为支撑的养老服务体系"，《"十三五"国家老龄事业发展和养老体系建设规划》中提出，在"十三五"期间我国将进一步推进居家社区养老服务工程，加快公办养老机构改革，支持社会力量兴办养老机构，到 2020 年实现每千名老人拥有的养老床位数 35~40 张，其中护理型床位比例不低于 30%①。截至 2016 年末，全国社会化养老服务机构 126773 个，其中，养老院等养老机构 28080 个，较 2015 年减少 366 个，养老床位 680.0 万张较 2015 年增加 34.2 万张，社区日间照料床位 165.6 万张较 2016 年增加 6.3 万张，每千名老人拥有床位数 31.6 张。可以预见，未来一段时间内随着老年人口数量的快速增加，我国的社会化养老服务体系建设仍任重道远。

从养老床位的使用情况来看，我国养老床位的利用率较低，尤其在"十二五"期间这一现象尤其明显。"十五"期间，我国养老床位的利用率在 74% 上下波动；"十一五"期间，养老床位利用率有所增加，均值为 78%，波动幅度为不超过 1%；自"十二五"以来，养老床位的利用率逐年下降，截至 2016 年底该值已降至 47.1%，这反映出养老服务机构和设施在进行规模扩张的同时，养老服务建设并没有跟上步伐，进而造成养老床位的使用率降低。

（二）机构养老床位的供给与利用情况

机构养老床位中，城市养老服务机构和农村养老服务机构占绝大多

---

① 信息来源于新华网，网址链接：http://news.xinhuanet.com/politics/2016-01/26/c_128669002.htm。

数，社会福利院、光荣院和军休所等养老机构占比较少。因此，本部分主要分析城市养老机构和农村养老机构的床位变动及其利用率情况。由表6-3可知，"十五"时期养老机构发展较为缓慢，机构养老床位数由111.2万张增长至143.8万张，新增床位32.6万张，年复合增长率5.28%；其中，农村养老机构床位数由42.8万张增长至67.9万张，新增床位25.1万张，年复合增长率9.67%；城市养老机构床位数由32.8万张增长至41.9万张，年复合增长率5.02%。

表6-3　　　　　　　2000~2016年机构养老床位数与入住情况

单位：万张、万人、%

年份	城市养老机构			农村养老机构			机构养老床位		
	床位数	入住人数	床位利用率	床位数	入住人数	床位利用率	床位数	入住人数	床位利用率
2000	32.8	24.0	73.3	55.6	42.8	77.0	111.2	84.2	75.7
2005	41.9	31.2	75.5	89.5	67.9	75.9	143.8	120.8	75.9
2010	56.7	36.3	64.0	224.9	182.5	81.1	314.9	242.6	77.0
2011	63.0	38.8	61.5	242.1	192.5	79.5	341.9	256.5	75.0
2012	78.2	44.9	57.4	261.0	200.0	76.6	396.7	290.0	73.1
2013	97.1	53.5	55.1	272.2	201.2	73.9	429.6	298.2	69.4
2014	108.5	57.7	53.2	219.6	155.7	70.9	390.3	255.9	65.6
2015	116.4	59.6	51.2	177.1	115.2	65.0	358.2	214.8	60.0
2016	135.9	68.1	50.1	179.9	113.2	62.9	378.8	219.8	58.0

资料来源：2000~2016年《中国民政统计年鉴》。

我国养老机构的快速发展始于"十一五"时期，2005年机构养老床位143.8万张，到2010年增长至314.9万张，新增床位171.1万张，年复合增长率16.97%。其中，农村养老机构的床位数由89.5万张增长至224.9万张，新增床位135.4万张，年复合增长率20.24%；而城市养老机构床位数涨幅较小，由41.9万张增长至56.7万张，新增床位

14.8 万张，年复合增长率 6.24%。

"十二五"期间，机构养老床位数由 314.9 万张增长至 374.6 万张，新增床位 59.7 万张，年复合增长率 3.53%。其中，农村养老机构床位数由 2010 年的 224.9 万张增长至 2013 年的 272.2 万张，从 2014 年开始床位数增长率开始逐年减少；城市养老机构床位数由 2010 年的 56.7 万张增长至 2015 年的 116.4 万张，新增床位数 59.7 万张，年复合增长率 15.5%。

由上述分析可以看出，"十一五"时期我国农村养老机构的迅速发展带动了养老机构床位数量成倍增长，而"十二五"时期城市养老机构的发展快速而平稳，农村养老机构发展迟缓。"十二五"时期城市养老机构数量由 5413 个增长至 7642 个，新增 2229 个；而农村养老机构数量由 31472 个降至 20261 个，减少 11211 个，说明我国农村养老机构存在盲目扩张、经营管理不善、存活率较低等问题。

本书第五章的估计结果表明，2015 年具有机构养老需求的失能老年人数量为 135.12 万人，其中，轻度失能、中度失能和重度失能的老年人分别为 119.97 万人、12.77 万人和 2.38 万人，2034 年具有机构养老需求的失能老年人数量将翻一番达到 276.44 万人，2055 年达到峰值 366.60 万人。截至 2016 年底，我国的机构养老床位供给数量达到 378.8 万张，大于 2055 年 366.60 万张的需求水平。从养老床位的使用情况来看，"十五"和"十一五"时期，整体上机构养老床位利用率在 75% 以上，而"十二五"时期床位利用率下降至 70% 以下。其中，农村养老机构的床位利用率高于城市养老机构，"十二五"期间农村养老机构的床位利用率在 70% 以上，而城市养老机构的床位利用率降至 60% 以下。如此看来，我国在未来 30～40 年内，随着机构养老服务需求的不断增加，社会养老机构面临主要压力不是规模扩张与新建，而是探索出一套合理高效的经营管理模式，增强其在市场中的存活率。

养老机构存活率低与床位空置率较高的原因主要在于：①部分地区在推进养老服务机构建设的时候没有指定总体规划布局，一些民间资本进入的时候，盲目投资、做大项目，做了一些床位数非常大的项目，而这些项目本身其实和当地老人的状况，经济状况、需求状况并没有对应起来，所以这些设施会空床率高。②一些社会力量在城市的近郊区设置远郊区建立养老机构，由于子女去这些养老机构看望老人或者老人去医院看病的时候不具备条件，使得空置床位数高。③一些养老设施条件有限，医护力量有限，只能满足于老年人能够自理老人的一些日常生活需要，对于失能、失智及半失能老年人到这些机构养老有一定难度，因而，能够自理的老年人一般会在家里养老，而真正有需求的失能老年人又无法进驻，导致养老床位的空置率较高①。

（三）社区养老床位的供给与利用

我国社区养老服务机构的发展始于"十二五"期间，《中国老龄事业发展"十二五"规划》《社会养老服务体系建设规划（2011—2015年)》《中华人民共和国老年人权益保障法》等多项政策陆续出台，明确提出我国要构建以居家养老为基础、社区照料为依托、机构养老为补充的社会养老服务体系，确立了社区养老服务在社会化养老服务中的重要地位。此后，全国各地纷纷响应，社区养老服务机构与设施建设经历了从无到有，由少到多的发展历程。

由表6-4可知，自"十二五"中后期开始，社区养老服务机构数量迅速增加，2014年社区养老服务机构数量为59284个，到2016年底该值增长至98693个，年复合增长率高达29.03%，其中，社区养老机构数量由18927个增长至31265个，年复合增长率为28.53%；社区互助型养老机构由40257个增长至67428个，年复合增长率为29.42%。

① 民政部举行2016年第一季度例行新闻发布会，网址：http://news.ifeng.com/a/20160125/47224592_0.shtml。

表 6－4   2014～2016 年社区养老床位数与入住情况

单位：万张、万人、%

年份	床位数	入住人数	床位利用率
2014	187.5	64.5	34.4
2015	278.7	94.5	33.9
2016	316.6	107.9	34.1

资料来源：2014～2016 年《中国民政统计年鉴》。

社区养老床位供给数量迅猛增加，2014 年全国社区养老床位数量为 187.5 万张，到 2016 年该值达到 316.6 万张，年复合增长率高达 29.94%，其中，日间照料床位数量由 2014 年的 76.0 万张增长至 2016 年的 134.8 万张，年复合增长率 33.18%。

尽管近年来我国社区养老服务机构与设施快速增加，但与由老龄化所引发的巨大需求相比仍杯水车薪。本书的估计结果表明 2015 年具有社区养老需求的轻度失能、中度失能和重度失能老人数量分别为 4296.5 万人、394.6 万人和 163.3 万人，其中，中度失能老人是社区养老床位的主要需求者，轻度失能依靠居家养老服务可以实现独立生活，重度失能老人主要依靠社区居家养老服务来缓解其家庭照料负担。如果按此标准计算，2015 年社区养老床位缺口至少为 115.9 万张，到 2053 年具有社区养老需求的中度失能老人数量将达到最大值 1196.4 万人，对应的社区养老床位需求缺口至少为 879.8 万张。因此，未来 30～40 年内，社区养老服务市场需求巨大，供给总量不足，供需缺口将逐年增大，社区养老服务机构和设施建设压力较大。

而另外，与巨大的社区养老服务缺口相对应的是，社区养老床位的空置情况严重。近年来社区养老床位的利用率不足 35%，在供小于求的现实背景下，这一现象反映出社区养老服务不能满足失能老人的照护需求，社区养老服务发展远远滞后于社区养老机构与设施投资扩建。

二、护理人员

《中国民政统计年鉴》公布的数据显示（见表6-5）近年来我国养老服务机构的护理人员数量由2009年的25.8万人增长到2016年的64.3万人，年复合增长率为13.71%。

表6-5　　　　2000~2016年社会化养老服务机构的护理人员数量

年份	职工总数（万人）			职业证书获得人数（人）		
	机构养老	社区养老	合计	工作师	助理工作师	合计
2009	25.8	0.0	25.8	1146	1461	2607
2010	27.4	0.0	27.4	1673	1649	3322
2011	31.2	0.1	31.3	1523	2374	3897
2012	33.1	0.0	33.1	1878	2335	4213
2013	35.6	0.0	35.6	2250	2491	4741
2014	33.4	14.3	47.7	2567	2839	5406
2015	31.8	24.6	56.4	3009	3363	6372
2016	33.9	30.4	64.3	3969	5191	9160

资料来源：2009~2016年《中国民政统计年鉴》。

机构养老的护理人员数量2009~2013年由25.8万人增加到35.6万人，而后逐年减少，直到2016年才有所上涨至33.9万人。本书第五章的估算结果表明，2015年机构养老所需照护人员数量在30.69~38.76万人之间，到2034年养老机构所需照护人员数量增长1倍在62.92万~79.48万人之间，2055年机构养老所需照护人员数量达到峰值84.79万~107.27万人。因此，从机构养老护理人员的数量来看，当前我国机构养老护理人员的数量基本处于供需平衡状态，到2034年机构养老护理人员的缺口大致在30万~40万人之间，2055年机构养老护理人员的供求缺口将达到50万~70万人。

由于我国社区养老模式建设起步较晚，近几年发展迅猛，2014～2016 年社区养老的护理人员数量由 14.3 万人增长至 30.4 万人，年复合增长率 45.80%，但与巨大的需求相比仍杯水车薪，本书第五章的估计结果表明，我国的社区养老护理人员需求数量巨大，2015 年社区养老服务护理人员的需求数量在 1057.98 万～1325.88 万人之间，到 2034 年增长 1 倍达 2167.58 万～2716.61 万人，2055 年社区养老的护理人员需求数量将达到峰值 2907.44 万～3645.25 万人。因此，未来社区养老护理人员的供求缺口巨大。

另外，我国社会化养老服务机构的护理人员中获得职业技能的人员占比极小，2009 年经民政部职业技能鉴定具有职业技能的养老护理员数量仅 2607 人，占行业就业人员的比重仅 1.01；到 2016 年增至 9160 人，占比 1.42%。

第二节　行业服务质量分析

一、机构养老服务质量

2011 年 CLHLS 中失能老年人的居住模式主要分为 3 类，分别为：与家人（配偶、子女、孙子女）共同居住、独居、居住在养老院中。其中，前两者居住模式中，由家人对失能老年人进行照护的比重分别为 98.25% 和 96.38%，由保姆进行照护的比重分别为 1.73% 和 2.96%，而由社区提供的社会化照护服务仅占 0.02% 和 0.66%（详见表 6-6）。说明 2011 年作为"十二五"的开局之年，当时的养老服务体系中以社区提供的社会化养老服务模式尚处于起步阶段，享受这种服务的失能老年人占比极低，居住在非养老机构的失能老年人以传统的家庭照护为主。因此，本书使用 CLHLS 数据，基于失能老年人的主观自评来分析与家庭照护相比，机构养老的照护水平。

　　失能老年人对自身所受照护水平的主观评价变量依据CLHLS调研问卷中问题E6 – 5 "您在日常活动中得到的帮助能够满足您的需要吗？"得到，该问题是针对ADLs中6项基本日常活动需要帮助时失能老年人对照护水平的主观评价而不涉及IADLs失能的老年人群体。在此，本书假设IADLs失能的老年人对自身所受照护水平的主观评价分布与前者相同。

表6 –6　　　　　　2011 年 CLHLS 中非养老机构居住模式中
失能老人照护服务供给者分布

照护服务供给者	与家人共同居住		独居	
	频数（人）	频率（%）	频数（人）	频率（%）
家人	4879	98.25	879	96.38
社会服务	1	0.02	6	0.66
保姆	86	1.73	27	2.96

　　表6 –7列示了2005年和2011年CLHLS数据中各种居住模式下失能老年人对自身所受照护水平的主观评价，由该表可以看出按居住模式划分失能老年人对自身所受照护水平的评价由高到低依次为：与家人共同居住、独居和居住在养老院中，且随时间推移照护水平有所提高。2011年居住在养老院的失能老年人认为所受照护能够完全满足其日常活动需要的比重为29.79%，而与家人共同居住和独居失能老人认为自身所受照护能够完全满足其日常活动需要的比重分别为43.91%和39.02%，较居住在养老机构的失能老年人分别高出14.12个和9.23个百分点。2011年与家人共同居住、独居和居住在养老院中的失能老年人所受照护水平能够完全满足其日常活动需要的比重较2005年分别高出2.02个、9.28个和3.17个百分点。因此，在失能老年人主观自评视角下，近年来养老机构照护水平有所提高，但仍明显低于传统的家庭照护。本书认为这主要源于当前我国养老院的养老设施条件和医护力量有

限，只能满足于老年人能够自理老人的一些日常生活需要①，而对于失能老年人照护不周。

表 6-7　　　　　　CLHLS 中不同居住模式下失能老年人对
自身所受照护水平的主观评价

年份	照护水平	与家人共同居住		独居		居住在养老院中	
		频数（人）	频率（%）	频数（人）	频率（%）	频数（人）	频率（%）
2011	完全满足	941	43.91	96	39.02	28	29.79
	基本满足	1124	52.45	130	52.85	64	68.09
	不满足	78	3.64	20	8.13	2	2.13
	合计	2143	100.00	246	100.00	94	100.00
2005	完全满足	1439	41.89	80	29.74	37	26.62
	基本满足	1893	55.11	169	62.83	95	68.35
	不满足	103	3.00	20	7.43	7	5.04
	合计	3435	100.00	269	100.00	139	100.00

二、社区养老服务质量

我国社区养老服务模式发展起步较晚，目前尚未有成熟的数据可供分析，本书主要基于官方媒体网站公布的权威数据对当前我国社区养老机构的照护水平进行论述。本书在高德地图中搜索"照护"即可看到卫星定位照护机构在全国的分布情况，仅上海市和北京市的老年人社区照护机构相对较多，说明当前在我国内陆各省市仅上海市和北京市的社区养老服务模式发展相对成熟，因此，主要通过分析这两个城市的社区养老服务水平。

---

① 民政部举行 2016 年第一季度例行新闻发布会，网址：http：//news. ifeng. com/a/20160125/47224592_0. shtml.

（一）北京市的社区养老服务

北京早在 2009 年初《关于加快养老服务机构发展的意见》中便提出了构建"9064"社会化养老服务体系，到 2020 年实现 90% 的老年人在社会化服务协助下居家养老，6% 的老年人通过政府购买社区照顾服务养老，4% 的老年人入住养老服务机构养老。2010 年实施了"九养政策"，即：①建立万名"孝星"评选表彰制度；②建立居家养老（助残）券服务制度和百岁老人补助医疗制度；③建立城乡社区（村）养老（助残）餐桌；④建立城乡社区（村）托老（残）所；⑤招聘居家服务养老（助残）员；⑥配备养老（助残）无障碍服务车；⑦开展养老（助残）精神关怀服务；⑧实施家庭无障碍设施改造；⑨为老年人（残疾人）配备"小帮手"电子服务器。

九养政策在成立之初颇受好评，然而在后续实际运行中的政策效果寥寥。2010～2012 年北京市各街道办出资建设成立社区托老（残）所4000 多个，迅速完成了空间布局，但由于多年来一直定位不清，缺乏专业管理团队，导致照护人员和社区养老服务供给受限，造成部分托老所闲置，多数托老所混同于社区活动站，为老服务功能缺失，总体运行状况欠佳①。同时，九养政策中居家养老券服务制度，规定为符合条件的残疾人及 80 周岁及以上的老年人每人每月发放 100 元养老券，但由于为老年人提供服务的服务商太少，导致老人持券选择的服务也非常少②。

"十二五"期间，北京市社区养老（尤其是居家养老服务）的经验教训在于：注重社区养老机构的建设和空间布局，而缺乏对其运营管理方面的关注。主要多个服务商分散面向老人提供服务，其中，提供服务的家政公司很难做到专业化，而专业护理公司价格太贵难以满足中低收

---

① 新华网，网址链接：http：//news. xinhuanet. com/health/2012 - 10/24/c_123861434. htm。

② 京华时报，2014 年 01 月 21 日，第 012 版，《北京养老模式求变将打造养老综合体》，网址链接：http：//epaper. jinghua. cn/html/2014 - 01/21/content_58656. htm。

入老人的需求。由于缺乏专业管理运营团队以及社区养老服务定位不清，使得老年人的实际照护需求并不能被满足。

（二）上海市的社区养老服务

上海市是我国较早进入老龄化且程度较高的城市，为了缓解养老压力，2014 年上海市民政局关于印发《"长者照护之家"试点工作方案》提出为缓解社区养老服务设施资源紧缺的压力，按照市政府《关于加快发展养老服务业推进社会养老服务体系建设的实施意见》（［2014］28号）中关于"因地制宜兴办家庭化、小型化养老机构"的要求，将于2015 年起在本市部分街镇开展"长者照护之家"试点工作，调动社区资源，因地制宜发展社区托养机构，满足老年人社区就近养老服务需求。2015 年起试点建设的长者照护之家，因机构小型化、离社区近、服务方式灵活等特点，被称作"嵌入式"养老院。

长者照护之家为非营利性公共服务设施，由政府投资并委托"爱照护"等专业机构开展相关服务，服务对象是本小区居民，一般不对外。功能定位是为小区的老年人提供短期照护（不超过 6 个月）、临时寄养（喘息服务）、日间照料、居家照护、康复训练等[1]。使老年人能在不离开熟悉的社区环境前提下，享受专业化养老服务，便于老人家属和子女日常探望。截至 2016 年底，全市建成的长者照护之家已达 73 家[2]，预计到 2017 年底各街镇长者照护之家将实现全覆盖，护理员与照护对象的比例为 1∶3 ~ 1∶6。

社区养老服务尚未得到老年人及其家属的普遍认可。欧阳社区长者照护之家的负责人蔡锦溪说："近 4 个月以来，每天来咨询的老人有很多，做过身体情况评估的也达到 100 个以上，但最终签约我们上门服务的只有 2 户，入住我们长者照护之家的只有 10 人。"[3] 根据 2016 年上海

---

① 人民网，网址链接：http://paper.people.com.cn/smsb/html/2017 - 04/11/content_1765246.htm。

② 凤凰网，网址链接：http://news.ifeng.com/a/20161229/50495172_0.shtml。

③ 上观新闻，网址链接：http://www.shobserver.com/news/detail? id =26644。

市老龄科学研究中心和上海交通大学舆情研究实验室针对上海浦东等9个区共1100名60岁以上的老年人进行的"上海市老年人养老意愿调查"结果显示，61%的老年人希望在家接受照料，并且越是高年龄组的人群，在家接受照料的意愿越强烈①。然而截至2016年7月，上海市长期接受照护提供的居家服务的老人约100~200人，与庞大的居家养老需求形成巨大反差；同时，目前长者照护之家还不能覆盖社区所有老年人。对于大病出院需要康复护理的老年人可以入住，也可以提供喘息服务让失能老年人暂时入住，使家属得到一段时间的休息。而受人力资源限制对于需要全天候专人看护的失能老年人还无法入住，将一部分老年人挡在门外。

三、行业服务质量低下的原因分析

当前我国的社会化养老服务水平较低、床位空置率较高的现象十分普遍，其主要症结在于长期以来政府把养老政策重点放在新建养老项目上，而由于国家监管框架薄弱与地方政府执行力不足（Feng et al.，2012），导致对养老机构的运营和服务则关注较少。2011~2013年，北京市累计养老服务投入82亿元，其中，80%的资金主要用在养老机构建设、增加养老机构床位上，与此同时，对养老机构的运营补助却少之又少，而在一些中小城市，民办养老机构的运营补贴、冬季取暖经费补贴、养护人员的岗位贴补等大都没有落实（甄小燕等，2016）。而政府对养老机构（尤其是社区养老机构）为老年人服务作用的发挥缺乏体制性安排，在各项服务、收费标准、经营管理、老年人入院健康评估、分级护理服务等方面缺乏统一的行业标准，行业标准缺失造成养老机构的运营管理专业性不强，照护服务不到位，而这又进一步导致家庭对社会化养老服务的认可度较低、支付意愿偏低、行业薪酬待遇低、人员流

---

① 央广网，网址链接：http://www.cnr.cn/shanghai/tt/20170428/t20170428_523731471.shtml?_t_t_t=0.18127385177649558。

动性大、招聘困难等多重问题的出现。

家庭对社会化养老服务的支付意愿偏低。爱照护等社会机构提供的专业化居家介护服务收费标准为 60~80 元/小时，许多老年人及家庭无法接受①。根据复旦大学家庭发展研究中心针对 2309 户上海家庭（其中有效回收问卷 2280 份）对婚姻家庭生活、孕期、0~3 岁幼儿、4~18 岁儿童及青少年、对老人的照顾和家庭劳动等 6 个家庭服务方面共40 个具体需求情况以及愿意支付的费用进行调查，并于 2015 年 12 月 4日发布了《社会转型期的上海家庭需求调查研究》报告，结果显示在老人照料方面虽然刚需强劲，但付费意愿却偏低，家庭对老人照护完败给孩子教育。40 种具体需求中，支付意愿排名前 10 的需求有 6 个与孩子教育相关，且占据前 5 的位置，分别是"培养满足孩子的兴趣爱好""辅导孩子功课""婴幼儿早期教育""获取孩子成长所需知识""教育孩子碰到困难时求助"，这些费用都在每小时 24 元以上。而前 10 名中，支付意愿垫底的 3 个分别是"卧床或失能老人全日看护""给家庭打扫卫生"和"给老人打扫卫生"，支付意愿分别为每小时 17.24 元、16.13 元和 15.12 元②。

养老护理员专业技能缺失，素质偏低。我国社会化养老服务机构的护理人员中获得职业技能的人员占比极小，2009 年经民政部职业技能鉴定具有职业技能的养老护理员数量在全国范围内仅 2607 人，尽管此后逐年大幅上涨，到 2014 年增至 9160 人，仅占全部护理员数量的1.42%。在现行养老机构和社区养老服务业中的护理员大多是就业相对困难的进城务工人员、前些年城市下岗职工和其他失业人员，未经专业化和正规化的培训而无证上岗，只能做些为老人喂饭、帮助翻身、洗澡、接大小便等简单的劳动服务，而对一些带有技术性的护理项目，如人工呼吸等急救措施、测量血压和血糖，口腔清洁、呼痰、按摩等大多

---

① 上观新闻，网址链接：http：//www.shobserver.com/news/detail? id=26644。
② 资料来源于新华网，网址链接：http：//news.xinhuanet.com/legal/2015-12/06/c_128502496.htm。

难以胜任，至于能对老人进行心理调适、精神慰藉的，具有高端服务技能的人才更是凤毛麟角①。北京养老产业发展报告（2015）显示，北京市城区民办养老机构的护理员多来自西部地区的边远、贫困区域，只有周边郊区县的养老机构才有本地劳动力从事养老机构的护理工作，但多数是家庭经济条件较差的劳动者。由于劳动力群体的来源限制，从事养老机构护理工作的劳动者素质普遍不高。

　　护理员薪酬待遇偏低，劳动强度高。北京养老产业发展报告（2015）指出北京护理员的月薪酬在 2000～3500 元，而护理员与老人的比例为 1∶6～1∶10，由于护理工作有不能离开老人太久的特殊需求，导致其每天工作时间达 8 小时以上，甚至是全天候工作。但目前养机构受生存维持的限制，无法为他们提供更高的薪酬待遇。同时，较大的劳动强度和日间时间较长的工作都造成护理员有腰部和肩部的病痛。

　　护理员招聘难，流动率高。北京养老产业发展报告（2015）显示，北京市的护理员招聘渠道不畅通，社会招聘渠道缺失，主要靠朋友介绍和在职护理员介绍。渠道的缺失导致护理员招聘难。即使招聘后，护理员的工作周期一般不超过一年，短的甚至 3～6 个月就会离开或者去另一家养老机构，流动性较大。

　　而家庭的支付意愿低以及护理人员面临的"两高两低"：流动率高、劳动强度高、薪酬待遇低、素质低，形成了一个恶性循环导致照护水平难以提高。家庭为失能老年人社会化养老服务的支付意愿低，导致养老护理员薪酬待遇低，造成人员流动率高，使得愿意进入该行业就业并考取职业技能的中青年较少，养老机构为自身营运转而招聘四五十岁的农村妇女来补充缺口，从而形成照护水平在较低层次徘徊。

---

① 张岩松：《养老服务业发展与个案研究》，清华大学出版社 2015 年版。

第三节　照护水平对失能老人生活质量影响的经验检验

一、生活质量评价及其影响因素分析

（一）生活质量

"生活质量"最初由经济学家加尔布雷斯于1958年在《富裕社会》中被首次提出，它是一个内容广泛的概念，指个体获得物质生活和精神生活需求的满足程度，既反映了人们的物质生活状况，又反映社会和心理特征（封婷、陈茗，2008）。对老年人生活质量研究始于20世纪80年代初联合国教科文组织的振臂高呼，我国对老年人生活质量的研究始于20世纪90年代[①]。不同学者由于研究的侧重点不同，对老年人生活质量的代理变量的选取也存在较大差异，如王化波、董文静（2012）对反映老年人生活质量的22个指标进行因子分析，得出健康状况、经济收入、精神生活3个因子是影响老年人生活质量的主要因素；程翔宇（2016）从生活满意度、自评健康状况、生活自理能力、心理健康状况和经济收入状况五个维度评估老年人的生活质量；陈英姿、邓俊虎（2011）从经济生活、医疗健康生活、家庭与社会生活、精神生活4个方面评价老年人的生活质量。本章致力于从主观自评的视角分析失能老人的生活质量的变动趋势以及照护水平对其的影响。

用健康自评和生活自评作为衡量失能老人生活质量的主要变量。健

---

① 1993年10月上海首次举行了上海老年人生活质量研讨会。1994年中华医学会老年医学学会推出了老年人生活质量调查内容及评价标准建议；1995年中华医学会指出，老年人生活质量是指60岁及以上老年人自己的身体、精神、家庭和社会生活美满的程度对老年人生活的全面评价。

康自评是失能老人对其自身健康的主观评价和期望，反映了健康状态的主观和客观两个方面，能够很好地预测死亡风险及体质功能衰退（姜向群等，2015；谷琳、乔晓春，2006）。老年人的健康自评不仅关系到老年人自身的生活质量，还关系到医疗卫生资源的需求以及全社会的整体活力和照料负担（杜本峰、王旋，2013）；生活自评是指失能老人对自身生活的满意程度，反映了其对生活的主观幸福感，对生活质量所做的情感性和认知性的整体评价（宋慧峰，2016）。

（二）生活质量的影响因素

老年人自身的社会人口学特征、身体状况以及经济生活水平等因素能够显著影响其生活质量。谷琳、乔晓春（2006）采用2002年全国老年人口健康状况调查（CLHLS），利用有序logit模型从老年人的生活方式、社会人口学特征、生活自理能力三个维度分析老年人健康自评影响因素。胡宏伟等（2011）使用2006年中国健康与营养调查（CHNS）数据对老年人的健康状况进行描述，并采用有序Probit模型从个人身体特征、社会经济特征、自身行为和医疗保险可及性等方面分析老年人健康状况的影响因素。姜向群等（2015）以社会—心理—生物医学模式为理论分析框架，使用2011年北京大学中国老年健康影响因素跟踪调查数据（CLHLS），运用二元Logistic方法探索自然属性、社会经济结构特征、生活习惯、患病或损伤状况、心理状况以及童年医疗状况和父母是否健在对老年人健康状况（包括健康自评状况、日常生活自理能力）的影响；崔红志（2015）基于2012年和2013年山东、河南、陕西等8个省（区）农户调查数据，采用有序logit模型研究农村老年人主观幸福感的影响因素，结果发现：个体基本特征、经济条件、子女数量等因素对农村老年人的主观幸福感有重要影响。胡宏伟等（2013）基于2012年全国城乡老年人生活状况调查数据，发现健康状况、收入水平、与子女关系、居住满意度、社会保障水平和到达最近医疗机构需时等变量能够显著影响老年人的主观幸福感。

居住模式也能够影响老年人的健康自评和生活自评。松苏内吉等

（Zunzunegui et al.，2001）的实证研究结果表明，控制了年龄、性别、受教育年限等因素之后，来自子女的感情与实质支持（包括家务、财务等）对老年人的健康自评具有显著正影响，丧偶后与子女合住的人要比丧偶后独居的人健康状况更好。休斯和韦特（Hughes and Waite，2002）发现，在 51～61 岁的美国中老年人中，老年人的居住模式对其健康自评具有明显的正相关关系，单独居住和与子女合住的已婚夫妇身体健康状况最好，与子女合住对单身女性老年人健康状况不利。伦德（Lund et al.，2002）发现与他人共同居住的美国中老年人的死亡率显著低于独居者，在控制居住模式的情况下，婚姻状况对死亡率没有显著影响。谷等（Gu et al.，2007）利用中国高龄老人（80 岁以上）健康长寿调查数据，对居住在养老院的老年人健康状况进行分析，结果发现居住于养老院的高龄老人的死亡率是其他高龄老人的 1.35 倍；程翔宇（2016）使用 CLHLS 数据，采用二元 logit 模型研究居住模式对老年人生活质量的影响，发现与子女共同居住老年人的健康自评和生活自评最好，养老院居住老年人次之，独立居住的老年人最差，相比较独立居住，养老院居住老年人对生活的主观幸福感更高。而刘宏等（2011）的实证研究结果表明多代合住模式对老年人自评健康和生活自评的影响，发现这种模式比只与配偶居住的模式要差，甚至在某些情况下比机构养老模式更差。

　　子女数量对老年人健康影响的研究文献也较为丰富，且存在两种相反的观点。耿德伟（2013）利用《城市居民家庭生活调查》数据采用工具变量法研究子女数量对父母健康的影响，结果显示当不考虑内生性问题时，子女数量越多的父母亲其健康自评水平越高；当使用工具变量法时子女数量对父母的健康自评产生了显著的负面影响，并且子女数量对男性健康自评的负面影响要大于对女性健康自评的影响。宋月萍和宋正亮（2016）利用中国健康与养老追踪调查数据，通过建立加速时效时间模型分析了女性的生育行为对其进入老年时期时健康的影响，结果发现女性老年人的身体健康并不会因子女的性别差异而不同，且子女数量不会增加老年女性的健康反而对健康不利。陈卫和杜夏（2002）、宋

璐和李树茁（2006）等研究结论为存活子女数对老年人健康具有显著
正向影响，其中存活女儿数量的影响尤为重要。

此外，学者的研究表明年龄与经济状况是影响老年人健康自评和生
活自评的主要因素。谭娜和周先波（2013）使用 1990 年和 2000 年的
CHNS 数据应用 Tobit 模型和 Probit 模型联立估计得到老年人年龄通过健
康途径对其劳动技工时间的影响，结果发现随着年龄增大，老年人发生
过瘦或过胖的可能性会增大，导致健康水平下降进而引起劳动供给时间
减少。杜本峰和王旋（2013）基于 1998 ～ 2008 年全国老年人口健康状
况调查（CLHLS）5 个调查年份的数据研究老年人健康状况不平等的演
化时指出，收入是影响老年人健康的最重要因素，收入够用的老年人的
健康状况显著好于收入不够用的老年人。艾斌等（2014）对沈阳市
2766 名城市老年人进行 9 年的追踪调查，并使用结构方程模型分析老
年人的社会经济地位对其健康状态的影响，结果表明，社会经济地位不
仅对健康自评具有直接影响，还通过改变文化性闲暇活动对老年人的健
康自评产生间接影响；伊斯特林（Easterlin，1974）的研究表明，在某
个时间段内个体收入对生活自评具有显著的影响，收入越高的个体其对
生活的主观幸福感越高；赫希曼（Hirschman，1973）研究相对收入对
生活自评的影响，指出收入差距扩大在初期会增加个体的主观幸福感，
但是随着差距的进一步扩大个体主观幸福感有所下降；基顿和奈特
（Kindon and Knight，2007）以南非和俄罗斯居民为研究样本，发现相
对收入对居民主观幸福感的影响为正。

综上所述，当前文献研究老年人生活质量影响的因素中主要集中在
年龄、子女数量、居住模式、经济收入状况等客观层面，而关于照护水
平对失能老人生活质量的影响并不多见，本节的研究重点是从主观自评
视角分析照护水平对失能老人的健康自评和生活自评的影响，从而有助
于政府当局出台相关照护政策，进而提高失能老人的生活质量，使其健
康幸福的安度晚年，减轻社会负担。

二、变量设置与模型构建

（一）变量设置

1. 因变量

失能老人健康自评变量是根据 2011 年 CLHLS 调研问卷中问题 B1－2 "您觉得您自己的健康状况怎么样？"得到。对应选项为：1. 很好；2. 好；3. 一般；4. 不好；5. 很不好；8. 无法回答，本书将样本中选择"8. 无法回答"进行剔除，考虑到老年人在评价自身健康状况时"很好"与"好""不好"与"很不好"主观性很强且程度上不好把握，因此，本书将对自身健康状况评价为"很好"与"好"的老年人合并为"良好"，"不好"与"很不好"合并为"不好"；失能老人生活自评变量是根据调研问卷问题 B1－1 "您觉得您现在的生活怎么样？"整理而成，对应选项为：1. 很好；2. 好；3. 一般；4. 不好；5. 很不好；8. 无法回答，本书将样本中选择"8. 无法回答"进行剔除，考虑到老年人在评价自身生活状况时"很好"与"好""不好"与"很不好"主观性很强且程度上不好把握，故将对"很好"与"好"的老年人合并为"良好"，"不好"与"很不好"合并为"不好"。

2. 自变量

照护水平变量依据调研问卷中问题 E6－5 "您在日常活动中得到的帮助能够满足您的需要吗？"得到，若回答"完全满足"变量赋值为 1，"基本满足"赋值为 2，"不满足"赋值为 3，预期该变量对失能老人生活质量的影响是负向的，照护者越不能满足老年人日常活动需要将造成老年人生活质量越低。

3. 控制变量

基于以上文献回顾，本章选取五个维度作为控制变量解释失能老人的生活质量，分别为：年龄、子女数量、生活水平、居住模式、医疗便利性。在各维度上，代理变量选取、赋值及其预期对因变量的影响分析如下：

①预期年龄对失能老人生活质量的影响是负向的。随着年龄的增大，老年人的各项器官功能逐渐衰退，身体机能减弱，健康状况下降；同时，由于经历了疾病、丧偶、丧失劳动能力等负面影响，导致他们的生活自评年龄的增大而有所下降。

②在子女数量维度上，代理变量分别为"子女总数""存活儿子数量"与"存活女儿数量"，预期子女数量对老年人生活质量的影响是正向的。我国自古以来便流传着"多子多福""养儿防老"等说法，老年人身体健康所需的照顾、陪伴以及经济支持等因素均与子女数量正相关。

③在生活水平维度上，有两个代理变量，分别为："经济来源充足性"与"生活水平在当地所处位置"。a."经济来源充足性"变量根据调研问卷中问题 F3 - 3"你所有的生活来源是否够用？"得到，将回答"够用"赋值为 1，"不够用"赋值为 0，预期该变量对生活质量的影响是正向的，因为经济来源是否充足关系到失能老人的生活质量，若老年人经济来源充足则饮食营养能够得到保证，进而对身体健康有好处；b."生活水平在当地所处位置"变量根据调研问卷中问题 F3 - 4"你的生活在当地比较起来属于："得到，将回答"很困难""比较困难""一般""比较富裕""很富裕"分别赋值为 1、2、3、4、5。预期该变量对老年人身体健康的影响也是正向的，在当地生活水平越高意味着生活质量越高，有益于身体健康。综合来看，这两个代理变量是互为补充的关系，相比较而言，前者的主观性更强一些，因为生活习惯及消费需求不一样决定了老年人对于"生活来源是否够用？"这一问题的答案不同；而对当地生活水平的认知往往较为一致，相比较而言老年人能够对"生活在当地比较起来属于："这一问题给出更为客观的答案。

④在居住模式维度上，有两个代理变量，分别为："实际居住情况""意愿居住模式与实际居住模式的匹配性"。a."实际居住情况"变量根据调研问卷中问题 A5 - 1"您现在与谁住在一起"、A5 - 2"与

您同住的有多少个人?"以及 A5 – 3 – 1 "请列出同住成员与您的关系"
三个问题进行整理将老人的居住模式分为三类,分别为:"独居或仅与
配偶居住""与子女/孙子女一起居住""居住在养老院",预期前者对
失能老人的影响是负向的,而后两个变量的影响是正向的,因为本书猜
想,与独居(或仅与配偶居住)老人相比,老人在养老院或与子女一
起生活能够得到更好的照护,从而对健康有益;b. "意愿居住模式与实
际居住模式的匹配性"根据调研问卷中问题 F16 "您希望哪种居住方
式"整理出老年人的意愿居住模式,并与实际居住模式相比较,得到二
者的匹配变量,若老年人实际居住模式与意愿居住模式相一致则该变量
赋值为 1,否则,赋值为 0。预期"意愿居住模式与实际居住模式的匹
配性"对老年人生活质量的影响是正向的。

⑤在医疗条件维度上,设置"医疗便利性"变量,依据调研问卷
中问题 F6 – 1 "生重病时能否及时到医院治疗"得到,若回答"能"
该变量赋值为 1,否则,赋值为 0,预期该变量对老年人健康的影响是
正向的,因为及时和便利的医疗条件有助于病情的治疗与恢复,从而对
健康有益。

因变量、自变量及控制变量的赋值情况见表 6 – 8。

表 6 –8 　　　　　　失能老年人生活质量影响因素的变量设定

	一级指标	二级指标	二级指标赋值	预期符号
因变量	自评生活质量	自评健康状况	SRH:不好,SRH = 1;一般,SRH = 2;良好,SRH = 3	
		自评生活状况	SRL:不好,SRL = 1;一般,SRL = 2;良好,SRL = 3	
自变量	照护水平	照护者照护水平	照护者是否满足老年人 ADLs 需求 WFM:完全满足,WFM = 1;基本满足,WFM = 2;不满足,WFM = 3	–

一级指标	二级指标	二级指标赋值	预期符号
控制变量	年龄	年龄	age	–
	子女数量	子女数量	子女总数（包括已去世和收养子女）NC	+
		儿子数量	存活儿子数量 NS	+
		女儿数量	存活女儿数量 NA	+
	经济生活水平	经济来源充足性	经济来源是否够用 FS：够用，FS = 1；不够用，FS = 0	+
		生活水平在当地所处位置	与当地生活水平相比较 LES：很困难，LES = 1；比较困难，LES = 2；一般，LES = 3；比较富裕，LES = 4；很富裕，LES = 5	+
	居住模式	实际居住情况	与子女一起居住 LC	+
			独自居住（或仅与配偶一起居住）LA	–
			居住在养老院 LI	+
		意愿居住模式与实际居住模式的匹配性	意愿居住模式与实际居住模式是否匹配 WAM：匹配，WAM = 1；不匹配，WAM = 0	+
	医疗	医疗便利性	生重病时能否得到及时就医 IC：能，IC = 1；不能，IC = 0	+

（二）模型构建

由于失能老人的健康自评与生活自评状态分为 1. 不好、2. 一般、3. 良好三类，属于有序定性变量，故本文选取有序 logit 模型来刻画其影响机制，各种健康自评（或生活自评）的概率分别如式（6.1）、式（6.2）、式（6.3）所示：

$$P(SRH = 1) = G(\alpha_1 + C\beta_C + \beta_A age + N\beta_N + E\beta_E + L\beta_L + M\beta_M)$$
$$(6.1)$$

$$P(SRH = 2) = G(\alpha_2 + C\beta_C + \beta_A age + N\beta_N + E\beta_E + L\beta_L + M\beta_M)$$
$$- P(SRH = 1) \qquad (6.2)$$

$$P(SRH=3)=1-P(SRH=1)-P(SRH=2) \qquad (6.3)$$

其中，α_1 和 α_2 是模型的门限参数（threshold parameter），β 为回归系数，N、E、L、C 分别代表子女数量、经济生活水平、居住模式以及医疗与照护 4 个维度向量，其中，在子女数量维度上，由于子女总数与儿子数量、女儿数量之间存在高度的共线性，故仅将子女总数与女儿数量纳入模型中。另外，学者研究表明中国老年人的健康自评与生活自评存在明显的性别差异（姜向群等，2015；胡宏伟等，2011；陈英姿等，2011），为了更好地掌握失能老人生活质量的影响因素，本文分别从男性和女性失能老人角度加以分析。本文采用极大似然估计法对门限参数和回归系数进行估计，使用的软件是 Stata 12.0。

三、参数估计结果分析

（一）失能老年人健康自评的参数估算结果

表 6-9 列示了有序 logit 模型的拟合结果，包括模型的拟合信息、拟合优度及伪 R^2。在男性群体中，模型整体拟合信息的卡方值为81.871，p 值为 0.000，表明在 1% 的显著性水平上模型整体拟合较好；在模型拟合优度的检验中，Pearson 卡方和 Deviance 卡方统计量分别为1073.181 和 1114.257，对应 p 值分别为 0.510 和 0.197，说明模型拟合优度较高；伪 R^2 值 Cox 和 Snell、Nagelkerke 以及 McFadden 的值分别为 0.137、0.154 和 0.067，除 McFadden 小于 9% 外，其他都大于10%。综合模型整体拟合信息、拟合优度以及伪 R^2 的检验结果来看，使用有序 logit 模型分析需要照护的男性老年人健康自评的影响因素效果较好。

表 6 - 9 有序 logit 模型拟合结果

男性					女性				
模型整体拟合信息					模型整体拟合信息				
模型	-2 对数似然值	卡方	df	显著性	模型	-2 对数似然值	卡方	df	显著性
仅截距	1208.605	88.871	11	0.000	仅截距	1869.378	186.052	11	0.000
最终	1126.734				最终	1683.326			
模型拟合优度					模型拟合优度				
	卡方	df	显著性			卡方	df	显著性	
Pearson	1073.181	1075	0.510		Pearson	1680.428	1651	0.301	
Deviance	1114.257	1075	0.197		Deviance	1660.335	1651	0.431	
伪 R^2					伪 R^2				
Cox 和 Snell		0.147			Cox 和 Snell		0.196		
Nagelkerke		0.166			Nagelkerke		0.221		
McFadden		0.073			McFadden		0.100		

在女性群体中，模型整体拟合信息的卡方值为 186.052，p 值为 0.000，表明在 1% 的显著性水平上模型整体拟合较好；在模型拟合优度的检验中，Pearson 卡方和 Deviance 卡方统计量分别为 1680.428 和 1660.335，对应 p 值分别为 0.301 和 0.431，模型拟合优度较高；伪 R^2 值 Cox 和 Snell、Nagelkerke 以及 McFadden 的值分别为 0.193、0.217 和 0.098。综合模型整体拟合信息、拟合优度以及伪 R^2 的检验结果来看，使用有序 logit 模型分析需要照护的女性老年人健康的影响因素效果较好。

表 6 - 10 列示了有序 logit 模型的参数估计及其显著性检验结果，无论在男性群体还是女性群体中，两个门限参数之间均存在统计意义上的显著差异，表明老年人健康状态划分合理，不宜再简化归并。

表 6 – 10 　　　　失能老人健康自评的有序 logit 模型参数估计结果

解释变量		男性	女性
门限参数（α）	SRH = 1	2.080 *	0.412 **
	SRH = 2	3.785 ***	2.196 **
照护水平（C）	WFM = 1	0.831 *	1.040 **
	WFM = 2	0.369	0.208
	WFM = 3	基准变量	基准变量
年龄（A）	age	− 0.044 ***	− 0.035 ***
子女数量（N）	NC	0.014	− 0.027 **
	NA	0.011	0.040
生活水平（E）	FS	0.360 *	0.317 *
	LES	0.460 ***	0.503 ***
居住模式（L）	LA	− 0.041	− 0.037
	LI	− 0.228	0.289
	LC	基准变量	基准变量
	WAM	0.091	0.316 *
医疗便利性（M）	IC	0.080 *	1.141 ***

注：***、**、* 分别代表在1%、5%、10%的显著性水平（双尾）。

照护水平能显著影响失能老人的健康自评，对男性和女性老年人而言，与照护者不能满足老年人日常活动需要的情况相比，日常活动需要被完全满足的老年人身体健康状况更好，优势比分别为 exp(0.831) = 2.296 和 exp(1.040) = 2.829，显著性水平分别为 10% 和 5%；而日常活动需要被基本满足的老年人身体健康状况与日常活动需要没有被满足无显著差异。

在男性和女性需要照料的老年人群体中，与预期一致，年龄变量的估计值分别为 − 0.044 和 − 0.035，显著性水平均为 1%，优势比分别为 exp(− 0.044) = 0.957 和 exp(− 0.035) = 0.967，说明在其他条件相同的情况下，随着年龄的增长，老年人的健康自评状况将有所下降。

在子女数量维度上，仅子女总数对女性失能老人健康自评的影响在5%的显著性水平上优势比为 $\exp(-0.027)=0.973$，女儿数量对女性失能老年人健康自评的影响统计不显著，说明女性失能老人的健康自评主要受儿子数量的增加而有所下降。这一结论与耿德伟（2013）的研究结果一致，即子女数量对老年人的健康具有负向影响。

经济生活水平能够显著影响老年人的身体健康。"经济来源充足性"和"生活水平在当地所处地位"两个变量对老年人健康自评的影响与预期一致。经济来源是否充足是影响失能老年人健康自评的关键变量，在10%的显著性水平下，经济来源充足对男性和女性老年人的优势比分别为 $\exp(0.360)=1.433$ 和 $\exp(0.317)=1.373$，即与经济来源不充足的男性和女性老年人相比，经济来源充足的个体身体健康程度分别是其1.433和1.373倍；老年人生活水平在当地所处的地位对其健康具有正向影响，在1%的显著性水平上，男性和女性老年人的优势比分别达到 $\exp(0.460)=1.584$ 和 $\exp(0.503)=1.634$，即对男性和女性老男人而言，生活水平在当地所每增加1个层次，其健康状况将提高至原来的1.584和1.634倍。

居住模式对失能老人健康自评的影响显著性水平不高。实际居住模式对老年人健康的影响不显著，从系数值来看，对男性老年人而言，与子女居住在一起相比，独居（或仅与配偶居住）和居住在养老院的老年人健康水平更差；对女性老年人而言，与子女居住在一起相比，独居（或仅与配偶居住）失能老人的健康水平更差，居住在养老院的老年人健康水平相对好一些。实际居住模式与意愿居住模式的匹配性对老年人健康的影响存在性别差异，实际居住模式与意愿居住模式对男性老年人健康自评的影响是正向的，但统计不显著；而对女性老年人而言，该变量对其健康自评的影响是正向的，显著性水平为10%，优势比为 $\exp(0.316)=1.372$，即与实际居住模式和意愿居住模式不匹配相比，二者匹配的女性老年人身体健康状况更好，是其1.372倍。

医疗条件的便利性对老年人身体健康具有正向影响，对男性和女性老年人而言，在10%和1%的显著性水平上，生病能够得到及时医治的优势比分别为 $\exp(0.08) = 1.083$ 和 $\exp(1.141) = 3.130$，因此，无论从系数大小还是显著性水平来看，生病及时就医对女性老年人健康的影响远大于男性老年人，可能与老年人身体素质的性别差异有关，平均来看女性老年人的身体素质更差一些，相对对医院更为依赖。

（二）失能老年人生活自评的参数估算结果

表6-11列示了有序 logit 模型的拟合结果，包括模型的拟合信息、拟合优度及伪 R^2。在男性群体中，模型整体拟合信息的卡方值为138.401，p 值为0.000，表明在1%的显著性水平上模型整体拟合较好；在模型拟合优度的检验中，Pearson 卡方和 Deviance 卡方统计量分别为1054.540和791.174，对应 p 值分别为0.567和1.000，说明模型拟合优度较高；伪 R^2 值 Cox 和 Snell、Nagelkerke 以及 McFadden 的值分别为0.222、0.271和0.147，均大于10%。综合模型整体拟合信息、拟合优度以及伪 R^2 的检验结果来看，使用有序 logit 模型分析男性失能老年人自评生活状况的影响因素效果较好。

表6-11　　　　　　　　　　有序 logit 模型拟合结果

男性					女性				
模型整体拟合信息					模型整体拟合信息				
模型	-2 对数似然值	卡方	df	显著性	模型	-2 对数似然值	卡方	df	显著性
仅截距	935.120	138.401	11	0.000	仅截距	1403.344	180.012	11	0.000
最终	796.719				最终	1223.332			
模型拟合优度					模型拟合优度				
	卡方	df	显著性			卡方	df	显著性	
Pearson	1054.540	1063	0.567		Pearson	1560.278	1621	0.857	
Deviance	791.174	1063	1.000		Deviance	1204.499	1621	1.000	

续表

男性		女性	
伪 R^2		伪 R^2	
Cox 和 Snell	0.222	Cox 和 Snell	0.190
Nagelkerke	0.271	Nagelkerke	0.234
McFadden	0.147	McFadden	0.126

在女性失能老年人中，模型整体拟合信息的卡方值为 180.012，p 值为 0.000，表明在 1% 的显著性水平上模型整体拟合较好；在模型拟合优度的检验中，Pearson 卡方和 Deviance 卡方统计量分别伪 1560.278 和 1204.499，对应 p 值分别为 0.857 和 1.000，模型拟合优度较高；伪 R^2 值 Cox 和 Snell、Nagelkerke 以及 McFadden 的值分别为 0.190、0.234 和 0.126。综合模型整体拟合信息、拟合优度以及伪 R^2 的检验结果来看，使用有序 logit 模型分析需要照护的女性老年人自评生活状况的影响因素效果较好。

表 6 - 12 列示了有序 logit 模型的参数估计及其显著性检验结果，无论在男性群体还是女性群体中，两个门限参数之间均存在统计意义上的显著差异，表明老年人健康状态划分合理，不宜再简化归并。

表 6 - 12　　　失能老人健康自评的有序 logit 模型参数估计结果

解释变量		男性	女性
门限参数（α）	SRH = 1	- 2.422 **	- 0.870 **
	SRH = 2	0.209 *	1.551 *
年龄（A）	age	- 0.019 *	- 0.024 ***
子女数量（N）	NC	- 0.005	0.034 *
	NA	0.013	- 0.009
生活水平（E）	FS	0.449 *	0.326 *
	LES	0.926 ***	0.696 ***

解释变量		男性	女性
居住模式（L）	LA	-0.165	-0.473*
	LI	-0.118	-0.270
	LC	基准变量	基准变量
	WAM	0.353*	-0.036
医疗与照护（C）	IC	-0.267	-1.135
	Wfm = 1	2.087***	2.215***
	Wfm = 2	1.282***	1.177***
	Wfm = 3	基准变量	基准变量

注：***、**、*分别代表在1%、5%、10%的显著性水平（双尾）。

照护水平能显著影响老年人的生活自评，对男性和女性失能老人而言，与照护者不能满足老年人日常活动需要的情况相比，日常活动需要被完全满足和部分满足的失能老人具有更高的生活自评，显著性水平均达到1%。

在男性和女性需要照料的老年人群体中，年龄变量的估计值分别为 -0.019 和 -0.024，显著性水平分别为10%和1%，优势比分别为 exp(-0.019) = 0.981 和 exp(-0.024) = 0.976，说明在其他条件相同的情况下，随着年龄的增长，老年人的自评生活状况有所下降。

在子女数量维度上，模型回归结果表明仅有子女总数变量对女性老年人生活自评的影响是正向的，显著性水平为10%，优势比分别为 exp(0.034) = 1.035，而女儿数量对生活自评的影响不显著，说明女性失能老人生活自评的提高主要源于其儿子数量的增加。

经济生活水平能够显著影响失能老年人的生活自评。"经济来源充足性"和"生活水平在当地所处地位"两个变量对老年人生活自评的影响与预期一致。经济来源是否充足是影响失能老年人生活自评的关键变量，在10%的显著性水平下，经济来源充足的男性和女性失能老年人生活自评的优势比分别为 exp(0.449) = 1.582 和 exp(0.326) = 1.385；

老年人生活水平在当地所处的地位对其生活自评具有正向影响，在 1% 的显著性水平上，男性和女性失能老年人生活自评的优势比分别达到 $\exp(0.926) = 2.524$ 和 $\exp(0.696) = 2.006$，即对男性和女性老男人而言，生活水平在当地所每增加 1 个层次，其生活自评将提高至原来的 2.524 倍和 2.006 倍。

居住模式对失能老人生活自评的影响显著性水平不高。实际居住模式对老年人健康的影响不显著，从系数值来看，对男性老年人而言，与子女居住在一起相比，独居（或仅与配偶居住）和居住在养老院的老年人生活自评状况更差；对女性老年人而言，与子女居住在一起相比，在 10% 的显著性水平上，独居（或仅与配偶居住）老年人的健康水平更差。实际居住模式与意愿居住模式的匹配性对老年人健康的影响存在性别差异，在 10% 的显著性水平上实际居住模式与意愿居住模式相匹配的男性失能老人生活自评的优势比为 $\exp(0.353) = 1.423$；而对女性老年人而言，该变量对其生活自评的影响是正向的，但是统计不显著。

从医疗与照护对失能老人生活自评的影响来看，医疗条件的便利性对失能老年人生活自评的影响不显著。

第四节　本章结论

本章对老年人长期照护行业的供给数量与质量（即行业服务水平）进行阐述与论证，结果发现：

①从机构养老服务的供给情况来看，当前我国机构养老设施的供给远大于行业需求，养老床位足以容纳 2055 年行业高峰时期需入住的失能老年人数量。但机构养老的床位利用率自 2011 年开始逐年下降，农村养老机构数量明显减少，反映出养老机构存在盲目扩建、经营管理低效与存活率较低等问题突出。从护理员数量来看，当前基本处于供需平衡的状态，到 2034 年机构养老护理员的缺口将达到 30 万～40 万人，到 2055 年需求高峰期时机构养老护理员的供求缺口将达到 50 万～70 万

人。同时，失能老年人对机构养老照护水平的主观评价远低于家庭养老模式，反映出护理员职业技术水平较低。因此，在未来一段时间内机构养老的护理员缺口将持续增大，尤其缺乏专业技术水平较高的护理员。

②从社区养老服务的供给情况来看，由于我国社区养老服务模式起步较晚，当前社区养老设施的供给数量远远滞后于行业需求，2015年社区养老床位缺口将在115.9万张以上，到2053年进一步增至879.8万张以上。未来30～40年内社区养老服务机构和设施建设任务严峻。同时，社区养老床位利用率不足35%，反映出社区养老服务发展远远滞后于社区养老机构与设施投资扩建的基本事实。从护理员的供给数量来看，截至2016年底，社区养老的护理人员数量为30.4万人，而2015年社区养老服务护理员的需求数量在1057.98万～1325.88万人之间，到2034年该值翻一番，到2055年需求高峰时将达到2907.44万～3645.25万人。同时，社区养老服务机构目前存在着严重的"重投资，轻营运"现象，导致行业护理员严重缺失，照护服务跟不上，社会认可度较低。因此，当前以及未来很长一段时间内社区养老机构的需要引进专业化的营运管理团队，设计合理的薪酬激励机制以大规模的招纳养老护理员，弥补行业缺口。

本章采用2011年CLHLS数据，利用有序logit模型分析照护水平对失能老人生活质量的影响，回归结果表明照护水平能显著影响失能老人的生活质量，此外，年龄、经济生活水平以及医疗变量性3个维度能够显著影响失能老人的健康自评与生活自评。①照护者水平能否满足失能老人日常活动需要是影响其健康自评与生活自评的重要变量，我国应制定相关制度与政策扶持老年人照护服务业的发展，增加财政对卫生护理方面的支出，对行业内提供照护服务的劳动者进行定期培训，提升其照护水平，进而最大限度地满足老年人的日常活动需要，以提升失能老人的生活质量。②医疗条件的便利性能够显著影响失能老人的健康自评，生病能够得到及时医治的失能老人的健康自评状况明显更高，其中，对女性老年人这一现象尤其明显，故我国应进一步加大医疗资源投入力度并扩大其分布范围，保证患病老年人能够得到及时有效地医治。③经济生活水平对失能老人的健康自评和生活自评具有显著的正向影响，经济来源越充足、生活水平在当地所处位置越高的老年人的健康自评和生活自评状况越好，因此，我国应建立健全符合中国国情的社会养老保障制度，对于经济困难的老年人进行财政补助，保障老年人的收入水平。④而子女数量和居住模式对失能男性老人健康自评的影响不显著，失能男性老人的健康自评状况并没有因子女数量增多以及与子女同住而显著变好。对女性失能老人而言，儿子数量对其健康自评具有显著的负向影响，而对其生活自评的影响是正向的但显著性不高。说明传统观念中的"养儿防老"与"多子多福"现象正随着整个社会的发展进步而逐渐淡化甚至消失。

我国的社会化养老服务水平低、床位空置率高的主要症结在于长期以来政府把养老政策重点放在新建养老项目上，而对养老机构的运营和服务则关注较少。养老机构（尤其是社区养老机构）制度性安排缺失，缺乏行统一业标准，导致运营管理专业性不强、照护服务不到位，而这又进一步造成家庭对社会化养老服务的认可度较低、支付意愿偏低，使得行业薪酬待遇低、人员流动性大、招聘困难等，最终造成我国社会化养老服务水平处于低水平徘徊。

第七章

主要研究结论与政策建议

第一节 主要研究结论

一、人口老龄化进程加快

早在第一次工业革命前出现的马尔萨斯主义认为在技术进步缓慢的社会中，人口增长与生活资料供给之间具有尖锐的矛盾冲突，主张采取抑制人口增长的手段以提高人均生活质量。马尔萨斯主义的理论观点及其人口学主张，被我国政府在 1978 年改革开放时全盘接收，并实施长达 30 余年严格的计划生育政策。然而第一次工业革命后，西方发达国家的人口增长模式发生转变，贝克尔（Becker，1960）、巴罗和贝克尔（Barro and Becker，1988，1989）、贝克尔等（Becker et al.，1960）和卢卡斯（Lucas，1998）从不同的研究视角对这种人口转型加以刻画，指出技术进步与人均收入水平的增长将使得家庭更加注重生育质量提高而减少生育数量，从而使得整个社会的净增人口数量不断减少，老年人口规模与占比不断增加，且这种现象会随着时间的推移而愈发明显。由此可以预见，即使我国人口政策完全放开，人口老龄化趋势也无可避免。

2016 年开始我国实施"全面二孩"政策，该政策的人口学效果涉及我国人口政策的进一步调整和完善，研究意义重大。本书第三章采用双性别 Leslie 扩展模型预测全面二孩政策实施后我国人口结构的动态演变，模型预测结果表明，2028 ~ 2030 年间我国将进入超老龄社会，在未来 30 ~ 40 年内我国人口老龄化进程不断加快，具体表现在以下几个方面：

首先，从老年人口规模来看，65 岁及以上老年人口规模将由 2015 年的 1.70 亿增长至 2052 年的 3.49 亿，相应的 80 岁及以上高龄老年人口规模也将由 0.32 亿增长至 1 亿以上；其次，从老年人口占总人口的比重来看，65 岁及以上老年人口占总人口的比重将由 2015 年的 12.36%增长至 21 世纪 50 年代的 30%左右，相应的 80 岁及以上老年人口规模占总人口的比重将由 2.36%增长至 9%左右；然后，从老年人口抚养比来看，65 岁及以上的老年人口抚养比将由 2015 年的 17.23%增大至 21 世纪 50 年代的 50%以上，相应的 80 岁及以上老年人口抚养比将由 3.28%增大至 16%左右；最后，从老少比来看，老年人口占少年人口的比重将由 77%增长至 200% ~ 300%。

自 21 世纪 50 年代中后期开始，"全面二孩"的政策效果有所显现，表现在：老年人口抚养比、老少比增速下降甚至有所减少。但直到 22 世纪初，65 岁、80 岁及以上老年人口占总人口的比重至少在 26%和 8%以上，相应的老年人口抚养比在 44%和 15%以上，老少比高达 200%以上。因此，在未来很长一段时间内我国将陷入日益严重的老龄化社会，"全面二孩"政策虽然能够在一定程度上加以缓解，但我国处于超老龄社会的趋势已无可扭转，劳动人口将面临越发沉重的养老负担。

二、老年人长期照护需求激增

本书第四章估算了我国失能老年人口规模。基于相关研究文献，按老年人对 ADL 和 IADL 中各项活动的完成情况，将失能老人划分为轻度、中度和重度失能 3 种类型。结合 2002～2011 年 CLHLS 的 4 次调查数据分析老年人生活自理能力的分布情况，并采用简单比例分布法预测 2015～2115 年我国失能老年人口规模与结构。在未来 30～40 年内我国失能老年人口规模将迅速增大并于 21 世纪 50 年代中期达到最大值。2015 年我国的失能老年人口规模为 5606 万，到 2055 年该值将增长至 15233 万，届时轻度、中度和重度失能的老年人口规模将分别达到 13172 万、1447 万和 630 万。失能老年人口中，高龄老人占比将随时间推移而不断增加，轻度失能的老年人中 80 岁及以上高龄老年人占比将由 2015 年的 34.34% 增大至 2070～2080 年的 50% 以上，中度失能的老年人中该值将由 50.36% 增长至 70% 以上，重度失能的老年人中该值将由 55.66% 增大至 80% 以上。

第五章构建了失能老人的照护服务体系，以 CLHLS 调查数据中"失能老人的主观意愿"为照护需求的选取原则，并结合第四章中失能老年人口规模与结构的预测结果，分析未来我国的社会化养老服务需求及其变动趋势。研究结果表明，相较于传统的家庭照护模式，社区照护备受青睐。轻度、中度和重度失能老人的意愿照护模式为社区照护的比重高达 86.86%、84.81% 和 84.36%，而选择机构照护的仅为 2.43%、2.74% 和 1.23%。在未来一段时间内我国的社会化养老服务需求将迅猛增长，到 21 世纪中叶达到峰值。具有社区照护需求的失能老人数量将由 2015 年的 4854.44 万人增长至 2055 年的 13185.73 万人，所需的护理人员的需求数量也将由 1057.98 万～1325.88 万人增加至 2907.44 万～3645.25 万人；具有机构照护需求的失能老人数量将由 2015 年的 135.12 万人增长至 2055 年的 366.60 万人，所需照护人员数量将由 30.69 万～38.76 万人增大至 84.79 万～107.27 万人。

本书的估算结果比较保守，实际需求可能会稍大一些，因为本书主要考虑失能老人的照护需求，实际上能够自理的老年人由于身体各项技能的逐步衰退也需要一定的照料服务，主要涉及家政服务和精神慰藉，如打扫卫生、洗衣服、陪聊天等。

三、社区养老设施供给短缺

从床位供给总量来看，由于起步较晚我国社区照护的设施供给远远小于行业需求。据民政部门的统计数据显示，截至 2016 年底我国社区养老床位供给数量为 316.6 万张，相应的需求量在 395 万张以上，床位缺口至少为 116 万张；到 2053 年社区照护床位需求进一步增长至 1159 万张以上，社区照护的设施建设任务严峻。

相对而言，我国机构养老设施供应充足，截至 2016 年底我国机构养老床位供给数量高达 378.8 万张，而在 2055 年需求高峰期时为 366.60 万张，因此，未来我国的机构照护设施建设压力较小。但仍存在结构调整问题，2011～2016 年我国机构照护床位的利用率由 75.7% 降至 58.0%，其中城市养老机构床位利用率由 73.3% 降至 50.1%，床位利用率的不断下降说明近年来我国的机构养老项目建设存在盲目扩张、缺乏合理规划的现象。

机构养老设施盲目扩张与社区养老设施供给短缺反映出长期照护行业存在体制性问题，国家对社会化养老服务建设缺乏合理的统筹规划，国家监管框架薄弱与地方政府执行能力不足并存。

四、行业劳动供给不足

本书研究结果表明老年人长期照护行业劳动供给严重短缺，根据民政部门公布的数据显示，截至 2016 年底我国机构养老的护理人员数量为 33.9 万人，尽管与当前需求基本持平，但到 2034 年机构照护人员需求将再次增多 30 万～40 万人，到 2055 年需求高峰期时护理人员需求进一步增加 50 万～70 万人。社区照护服务人员需求巨大且迅猛增长，2015 年需求数量在 1057.98 万～1325.88 万人，到 2055 年将进一步增长至 2907.44 万～3645.25 万人，而截至 2016 年底社区养老的护理人员数量仅 30.4 万人。

床位利用率较低。目前我国机构养老床位的利用率不足 60.0%，社区养老床位的利用率不足 35%。巨大的供求缺口与较高的床位空置率并存反映出我国社会化照护质量不高无法满足照护需求的事实。截至 2016 年底，获得民政部职业技能鉴定具有职业技能的养老护理员数量仅为 9160 人，占全部护理人员的 1.42%。本书通过对 CLHLS 数据进行分析发现，70% 以上的失能老人认为机构照护不能完全满足自身照护需求，对其主观评价远低于传统的家庭照护。由于社区照护起步较晚，本书主要通过公开数据分析北京和上海的社区照护水平，结果发现这两个地区的社区照护仍处于探索与发展阶段，尚未得到失能老人及其家属的普遍认可。而有序 logit 模型回归结果表明，照护水平是影响失能老人其生活质量的重要变量，应得到足够重视。

行业人员供给不足与照护服务质量低下主要源于行业运行规范缺失，当前我国的老年人照护行业在各项服务、收费标准、经营管理、老年人入院健康评估、分级护理服务等方面缺乏统一的标准，行业标准缺失造成养老机构的运营管理专业性不强，照护服务不到位，而这又进一步导致家庭对社会化养老服务的认可度较低、支付意愿偏低、行业薪酬待遇低、人员流动性大、招聘困难等多重问题的出现。

第二节 政策建议

一、增设社区照护机构满足居家养老需求

本书第六章中分析结果表明，我国社区照护床位供给与远不能满足需求，2016 年底我国社区养老床位供给数量为 316.6 万张，而需求量不少于 395 万张；到 2053 年社区照护床位需求至少为 1159 万张。

从现有的公开信息来看，我国个别城市已经意识到老年人社区居家照护问题的严峻性与迫切性。在"十三五"期间，上海市民政局局长

表示将增设 500 家社区照护机构，拟通过改造利用社区现有公共设施或闲置物业资源，建设嵌入式、多功能、小型化社区养老设施，为老人就近提供综合养老服务①；北京市拟建千家社区养老驿站并配备爬楼机等养老辅具，争取做到在老年人比较集中的地区实现全覆盖②；吉林省也提出建设 300 个城市社区居家养老服务中心和 2000 个农村养老服务大院③。而其余 28 个省市近期则鲜有提出明确的社区照护机构建设规划。

因此，当务之急是加快各省市社区照护的战略布局，合理增设照护机构与设施。我国政府应借鉴发达国家的先进经验，对社区照护服务予以立法，明确社区在老年照护服务体系中的地位和责任，在项目规划和资金分配上向社区居家照护倾斜④；同时，各级政府应协调配合并合理设置社区照护机构的规模与数量，根据辖区人口结构与分布情况确定辐射半径，实现照护设施资源的有效配置。

二、推进市场化运作促进行业良性发展

我国老年人长期照护行业主要由政府"一手托起"，养老设施建设与养老服务运营管理均由政府提供，随着老龄化进程的逐渐深入与社会化养老服务需求的增加，这种单纯依赖政府的发展模式难以为继，不仅会使得财政负担越发沉重，还会造成公平与效率问题难以兼顾。目前西方发达国家已完成了长期照护服务由政府向市场化的转型，如瑞典、英国、澳大利亚等（钟慧澜等，2016）。因此，我国引入社会资本，推进市场化运作促进行业健康良性运转势在必行。

---

① 资料来源：新闻晨报，http://newspaper.jfdaily.com/xwcb/html/2016 – 06/03/content_196565.htm。
② 资料来源：人民网，http://leaders.people.com.cn/n1/2017/0120/c58278 – 29037660.html。
③ 资料来源：新华网，http://www.jl.xinhuanet.com/2012jlpd/2016 – 01/19/c_1117815032.htm？from = singlemessage。
④ 资料来源：中国社会科学报，网址链接 http://www.cssn.cn/sf/bwsf_sh/201603/t20160330_2945772.shtml。

近年来我国也在尝试鼓励社会资本介入，但由于一系列体制问题的限制，行业内民营机构经营惨淡。本书认为我国在长期照护服务行业市场化过程中，主要在于以下三个方面的建设：①降低民营资本的准入门槛，包括简化审批手续，放宽设立标准、运行管理等准入和资格条件限制，提高民营资本的积极性和灵活性，实现市场充分竞争；②取消体制优越性，对公办机构和民办机构"一视同仁"提供等量的优惠补贴政策，取消对本地投资者的市场保护，培育公平的竞争环境；③以供求关系为市场定价，坚决杜绝因政府定价和市场定价的双轨制而带来的养老服务价格扭曲，保证市场竞争的有序性。

三、建设专业化队伍增加行业人才供给

本文第六章的研究结果表明，在未来较长时间内我国照护服务人员的供求缺口将逐年增大，同时照护水平远不能满足行业需求。目前，我国的照护服务人员主要可以分为两类：一是部分下岗、失业以及外来务工人员经由民政部门提供的短期培训便进入照护市场；二是通过劳务市场或亲友辗转介绍，基本没有经受任何职业训练的家政服务人员。这些服务人员只能提供简单的日常照料服务，而不能满足心理疏导、情感慰藉等其他个性化的照护需求。

而在养老服务体系完善的发达国家，行业从业人员都经过专业化训练和理论学习。如美国已经形成本、硕、博多层次的照护人才梯度，德国的照护服务人员必须通过"福利士"国家资格考试才能上岗，日本已经将老年人照护发展成一门独立学科，临床护理工作人员中24～35岁青壮年占绝大多数。通过横向比较可以发现，我国老年人长期照护服务人员的文化水平、专业技能和心理素养等各方面均需进一步培养与提高。

老年人长期照护是一个对专业技能水平要求较高的行业，我国应注重培养专业化人才服务队伍。本书认为主要应致力于以下两个方面的建设：第一，对于行业现有从业人员，开展专业技能培训并进行严格的技

能水平考核；第二，在普通高校和职业院校开设老年人长期照护服务专业与课程，并加强校企合作在大型养老机构建立实训基地，培育高层次养老服务人才。

四、规范行业运营管理提高照护服务质量

本书结果表明，目前我国的社会化养老服务的供不应求（尤其是社区照护）与照护床位较高空置率较高形成强烈对比，反映出现阶段我国照护服务水平较低的事实。而有序 logit 模型的回归结果表明，照护水平能够显著影响失能老人的生活质量。因此，提高照护服务的数量与质量对失能老人的身心健康至关重要。然而长期以来我国政府将养老服务行业制度性安排缺失，导致行业运营管理和服务水平参差不齐，造成家庭对社会化养老服务的认可与支付意愿较低，而这又进一步带来照护行业薪酬待遇低、人员流动性大、招聘困难等问题，最终造成我国社会化养老服务供给不足且处于服务质量低水平徘徊。

政府部门急需建立一套长期照护保障制度，出台相应的扶持政策并规范长期照护行业运营准则、对管理者和从业者进行专业培训以及对服务质量的评估与监督等。国际卫生组织已对各级政府在老年人长期照护中的职责分工作出明确规定①：中央政府负责指导行业发展，对老年长期照护产业进行立法和规范。合理分配资源，筹资组织和管理长期照护体系的正常运转，包括对服务质量的监管、评估老年产业所需人力资源的合理调配等；地区政府的职责是在中央政府的立法与规定的基础上，建立完整的地区层面的长期照护体系，合理分配地区资源，监管服务质量。包括制定服务系准、提供照护服务培训等；社区的职责主要在于服务效率与服务人性化两个方面。社区作为基层单位能够第一时间掌握并反馈老年人是否需要长期照护以及偏好什么类型的照护模式等信息，有

---

① 信息来源于：新华养老，http://news.xinhuanet.com/gongyi/yanglao/2015 – 10/15/c_128321798.htm。

利于长期照护体系的高校运转。

目前我国少数经济发展较好的省市已从多个方面积极探索相关措施，如：北京市民政局 2016 年印发的《社区养老服务驿站设施设计和服务标准（试行）》中指出，由政府无偿提供社区养老服务设施，引进专业团队，进行连锁化、品牌化、规模化运营[①]；上海"爱照护"管理团队采用按件计薪的薪酬激励模式激发照护人员的工作热情，提高工作效率；青岛市引进欧洲社区照护公司荷兰博组客（Buurtzorg），利用该团队国际专业的护理预防措施和高效的管理手段为失能老人提供高质量的社区照护服务；苏州市出台的《苏州市居家养老服务体系建设实施意见》[②] 提出，对照护服务人员进行免费培训，对参加培训且取得职业资格证书的照护人员，给予一次性奖励，并对行业工作年限较长的人员进行补贴，为职业技术水平或学历较高的服务人员解决户口。但目前整体上我国的社会化养老服务运行管理处于初级阶段，表现为零散化与碎片化，规范化化与一体化的专业照护服务建设是亟待解决的问题。

五、研发或引进照护机器人缓解行业劳动供给压力

本书结果表明在未来 30～40 年内，每 100 名劳动人口要承担 65 岁及以上老人数量将由 17 人增长至 50 人以上，承担 80 岁及以上老年人口数量将由 3 人增加至 15 人以上。我国社会化养老照护服务需求迅猛增长，行业内所需照护服务人员数量将由 2015 年的 1088.67 万～1364.64 万人增长至 2034 年的 2230.50 万～2796.09 万人，到 2055 年需求高峰期时将进一步增长至 2992.23 万～3752.52 万人。然而与不断增长的需求相对应的是，未来我国整个劳动力市场的供给数量将不断减少（见图 3-3），可以预见，照护服务人员短缺将成为老年人长期照护市

---

① 北京市政府门户网站，网址链接：http://zhengce.beijing.gov.cn/library/192/33/50/43/438654/83701/index.html。

② 雪冰：《养老护理"一员难求"》，苏州日报，2013 年 10 月 10 日，第 A13 版。

场面临的最严峻挑战。对于这一问题，我国应该借鉴日本，应用人工智能技术研发或引进人工智能照护机器人以弥补行业劳动供给缺口。

日本也同样面临着在未来很长一段时间内少子化与老龄化、照护服务人员严重短缺的问题，该国政府以发展智能机器人产业作为应对之策，对企业与研究机构实施高额补贴，鼓励其进行护理机器人研发。仅2013年财政年度，日本政府拨款额高达23.9亿日元（约合2390万美元），并由经济产业省指定24家企业开发和推广护理机器人，帮助老年人在房间移动、如厕及追踪行踪，拨款补贴额达到开发费用的1/2～2/3[①]。2014年安倍晋三实施的日本再兴战略中，将机器人列入重点发展项目，并提出实施"借由照护机器人，促进自立、减轻照护负担之五年计划"，计划于2016财年在全国建立大约10个中心，研发可以帮助老年人独立生活或减轻护理人员负担的照护机器人。根据日本经济贸易工业部等组织透露，在2012年，护理机器人市场在全国的价值约为10亿日元，但到2035年预计价值将超过4000亿日元，经济产业省发布的报告预测，到2055年将进一步达到7.2万亿日元（约合590亿美元）。

目前，日本市场上已经出现沟通互动型和行动辅助型2种[②]照护机器人，它们能够协助失能老人完成日常活动，照护服务人员只需对照护机器人进行简单按钮式操作即可替代以往各项繁重的各项照料工作，大大减轻其工作负担，提高工作效率，从而缓解行业劳动力供给不足的困境。

---

① 日政府斥资推广"机器人护工"，新京报，2013 - 06 - 13. 网址链接：http：//epaper. bjnews. com. cn/html/2013 - 06/13/content_439305. htm？div = -1。

② 借镜日本—智慧科技　走入居家式照护，工商时报，2016 - 01 - 26. 网址链接：http：//www. chinatimes. com/cn/newspapers/20160126000336 - 260207。

参 考 文 献

［1］［美］加里·S. 贝克尔：《人类行为的经济分析》，王业宇、陈琪译，格致出版社·上海人民出版社 2015 年版。

［2］［美］加里·S. 贝克尔：《家庭论》，王献生、王宇译，商务印书馆 2005 年版。

［3］曹立斌、石智雷：《低生育率自我强化效应的社会机制的检验与再阐述》，载《人口学刊》2017 年第 1 期。

［4］曹艳春、王建云：《老年长期照护研究综述》，载《社会保障研究》2013 年第 3 期。

［5］陈皆明、陈奇：《代际社会经济地位与同住安排——中国老年人居住方式分析》，载《社会学研究》2016 年第 1 期。

［6］陈璐、徐南南：《中国长期护理保障制度的财政负担——基于德、日社会保险模式的测算》，载《保险研究》2013 年第 1 期。

［7］杜本峰、王旋：《老年人健康不平等的演化、区域差异与影响因素分析》，载《人口研究》2013 年第 5 期。

［8］段培新：《上海市老年照护社会救助需求研究——基于 Markov 模型的预测》，载《中国人口科学》2015 年第 3 期。

［9］封婷、肖东霞、郑真真：《中国老年照料劳动力需求的估计与预测》，载《劳动经济研究》2016 年第 4 期。

［10］顾大男、柳玉芝：《老年人照料需要与照料费用最新研究评述》，载《西北人口》2008 年第 1 期。

［11］顾永红：《农村老年人养老模式选择意愿的影响因素分析》，载《华中师范大学学报（人文社会科学版）》2014 年第 3 期。

［12］郭志刚：《中国高龄老人的居住方式及其影响因素》，载《人口研究》2002 年第 1 期。

［13］何文炯、洪蕾：《中国老年人失能状态转移规律研究》，载《社会保障研究》2013 年第 6 期。

［14］胡宏伟、李延宇、张澜：《中国老年长期护理服务需求评估与预测》，载《中国人口科学》2015 年第 3 期。

［15］黄匡时、陆杰华：《中国老年人平均预期照料时间研究——基于生命表的考察》，载《中国人口科学》2014 年第 4 期。

［16］黄飒、吴纯杰：《基于转移概率模型的老年人长期护理需求预测分析》，载《经济研究》2012 年第 2 期。

［17］江克忠、裴育、邓继光、许艳红：《亲子共同居住可以改善老年家庭的福利水平吗？——基于 CHARLS 数据的证据》，载《劳动经济研究》2014 年第 2 期。

［18］姜向群、魏蒙、张文娟：《中国老年人口的健康状况及影响因素研究》，载《人口学刊》2015 年第 2 期。

［19］蒋承、顾大男、柳玉芝、曾毅：《中国老年人照料成本研究——多状态生命表方法》，载《人口研究》2009 年第 3 期。

［20］蒋承、赵晓军：《中国老年照料的机会成本研究》，载《管理世界》2009 年第 10 期。

［21］靳永爱、宋健、陈卫：《全面二孩政策背景下中国城市女性的生育偏好与生育计划》，载《人口研究》2016 年第 6 期。

［22］荆涛：《建立适合中国国情的长期护理保险制度模式》，载《保险研究》2010 年第 4 期。

［23］景跃军、李元：《中国失能老年人构成及长期护理需求分析》，载《人口学刊》2014 年第 2 期。

［24］焦开山：《中国老年人的居住方式与其婚姻状况的关系分析》，载《人口学刊》2013 年第 1 期。

［25］李晖、陈锡康：《基于人口投入产出模型的中国人口结构预测及分析》，载《管理评论》2013 年第 2 期。

［26］李子联：《收入与生育：中国生育率变动的解释》，载《经济学动态》2016 年第 5 期。

［27］刘宏、高松、王俊：《养老模式对健康的影响》，载《经济研究》2011 年第 4 期。

［28］刘鸿雁、黄匡时：《全国"单独两孩"政策实施效果研究——基于单独夫妇及其子女信息核查数据的分析》，载《中国人口科学》2015 年第 4 期。

［29］刘华、杨丽霞、朱晶、陆炳静：《农村人口出生性别失衡及其影响因素的空间异质性研究——基于地理加权回归模型的实证检验》，载《人口学刊》2014 年第 4 期。

［30］刘华、陆炳静、王琳、朱晶：《计划生育政策对农村出生人口性别比的影响——基于 DID 方法的实证检验》，载《中国农村经济》2016 年第 4 期。

［31］刘爽、王平：《对"单独二孩"政策新的认识与思考》，载《人口研究》2015 年第 2 期。

［32］［英］马尔萨斯：《人口论》，郭大力译，北京大学出版社 2008 年版。

［33］孟令国、李博、陈莉：《"全面两孩"政策对人口增量及人口老龄化的影响》，载《广东财经大学学报》2016 年第 1 期。

［34］莫玮俏、张伟明、朱中仕：《人口流动的经济效应对生育率的影响——基于 CGSS 农村微观数据的研究》，载《浙江社会科学》2016 年第 1 期。

［35］穆光宗：《我国机构养老发展的困境与对策》，载《华中师范大学学报（人文社会科学版）》2012 年第 2 期。

［36］彭荣：《基于马尔科夫模型的老年人口护理需求分析》，载《统计与信息论坛》2009 年第 3 期。

［37］乔晓春：《实施"普遍二孩"政策后生育水平会达到多高？——兼与翟振武教授商榷》，《人口与发展》2014 年第 6 期。

［38］清华大学老年学研究中心：《老年长期照护体系的规划与发

展》，载《社会福利》2010 年第 4 期。

[39] 任强、侯大道：《人口预测的随机方法：基于 Leslie 矩阵和 ARMA 模型》，载《人口研究》2011 年第 2 期。

[40] 阮雅婕、司晓悦、宋丽滢、唐亚雯：《基于系统动力学的"单独二孩"政策仿真研究》，载《人口学刊》2015 年第 5 期。

[41] 沈君彬：《从"长照十年"到"长照保险"：台湾地区长期照顾制度的重构》，载《甘肃行政学院学报》2015 年第 5 期。

[42] 石人炳：《老年型人口的三个亚型的划分及其意义》，载《人口学刊》2002 年第 2 期。

[43] 石人炳：《生育控制政策对人口出生性别比的影响研究》，载《中国人口科学》2009 年第 5 期。

[44] 孙鹃娟：《中国老年热的居住方式现状与变动特点——基于"六普"和"五普"数据的分析》，载《人口研究》2013 年第 6 期。

[45] 孙泽宇：《关于我国城市社区居家养老服务问题与对策的思考》，载《中国劳动关系学院学报》2007 年第 2 期。

[46] 田雪原：《中国人口政策 60 年》，社会科学文献出版社 2009 年版。

[47] 王广州：《中国独生子女总量结构及未来发展趋势估计》，载《人口研究》2009 年第 1 期。

[48] 王广州：《"单独"育龄妇女总量、结构及变动趋势研究》，载《中国人口科学》2012 年第 3 期。

[49] 王金营、戈艳霞：《全面二孩政策实施下的中国人口发展态势》，载《人口研究》2016 年第 6 期。

[50] 王军、王广州：《中国育龄人群的生育意愿及其影响估计》，载《中国人口科学》2013 年第 4 期。

[51] 王军：《生育政策和社会经济状况对中国出生性别比失衡的影响》，载《人口学刊》2013 年第 5 期。

[52] 王磊：《人口老龄化社会中的代际居住模式——来自 2007 年和 2010 年江苏调查的发现》，载《人口研究》2013 年第 4 期。

[53] 王钦池：《出生人口性别比周期性波动研究——兼论中国出生人口性别比的变化趋势》，载《人口学刊》2012年第3期。

[54] 王跃生：《中国城乡老年人居住的家庭类型研究——基于第六次人口普查数据的分析》，载《中国人口科学》2014年第1期。

[55] 吴帆：《老年人照料负担比：一个基于宏观视角的指数构建及对中国的分析》，载《人口研究》2016年第4期。

[56] 许琪：《探索从妻居——现代化、人口转变和现实需求的影响》，载《人口与经济》2013年第6期。

[57] 杨菊华：《单独二孩政策下流动人口的生育意愿试析》，载《中国人口科学》2015年第1期。

[58] 俞卫、刘柏惠：《我国老年照料服务体系构建及需求量预测——以上海为例》，载《人口学刊》2012年第4期。

[59] 原新：《我国生育政策演进与人口均衡发展——从独生子女政策到全面二孩政策的思考》，载《人口学刊》2016年第5期。

[60] 曾毅：《尽快实施城乡"普遍允许二孩"政策既立国又惠民》，载《人口与经济》2015年第5期。

[61] 曾毅、柳玉芝、萧振禹、张纯元：《中国高龄老人的社会经济与健康状况》，载《中国人口科学》2004年增刊。

[62] 曾毅、陈华帅、王正联：《21世纪上半叶老年家庭照料需求成本变动趋势分析》，载《经济研究》2012年第10期。

[63] 翟振武、张现苓、靳永爱：《立即全面放开二胎政策的人口学后果分析》，载《人口研究》2014（a）年第2期。

[64] 翟振武、李龙：《"单独二孩"与生育政策的继续调整完善》，载《国家行政学院学报》2014（b）年第5期。

[65] 翟振武、陈佳鞠、李龙：《中国出生人口的新变化与趋势》，载《人口研究》2015（a）年第2期。

[66] 翟振武、陈佳鞠、李龙：《现阶段中国的总和生育率究竟是多少？——来自户籍登记数据的新证据》，载《人口研究》2015（b）年第6期。

［67］翟振武、李龙、陈佳鞠：《全面两孩政策对未来中国人口的影响》，载《东岳论丛》2016 年第 2 期。

［68］张川川、陈斌开：《"社会养老"能否替代"家庭养老"？——来自中国新兴农村社会养老保险的证据》，载《经济研究》2014 年第 11 期。

［69］张丽萍：《老年人居住安排与居住意愿研究》，载《人口学刊》2012 年第 6 期。

［70］张文娟、魏蒙：《中国老年人的失能水平到底有多高？——多个数据来源的比较》载《人口研究》2015（a）年第 3 期。

［71］张文娟、魏蒙：《中国老年人的失能水平和时间估计——基于合并数据的分析》，载《人口研究》2015（b）年第 5 期。

［72］张迎春、侯园园、韩晓庆：《"单独"二胎政策条件下人口年龄结构预测研究》，载《经济统计学（季刊）》2014 年第 2 期。

［73］张志雄、陈琰、孙建娥：《老年人长期照护服务模式研究现状和反思》，载《老龄科学研究》2015 年第 8 期。

［74］甄小燕、刘立峰：《我国养老政策体系的问题与重构》，载《宏观经济研究》2016 年第 5 期。

［75］中国老龄科学研究中心课题组：《全国城乡失能老年人状况研究》，载《残疾人研究》2011 年第 2 期。

［76］钟慧澜、章晓懿：《从国家福利到混合福利：瑞典、英国、澳大利亚养老服务市场化改革道路选择及启示》，载《经济体制改革》2016 年第 5 期。

［77］周长洪：《经济社会发展与生育率变动关系的量化分析》，载《人口研究》2015 年第 2 期。

［78］朱浩：《中国养老服务市场化改革三十年的回顾与反思》，载《中州学刊》2017 年第 8 期。

［79］朱奕蒙、朱传奇：《二孩生育意愿和就业状况——基于中国劳动力动态调查的证据》，载《劳动经济研究》2015 年第 5 期。

［80］庄亚儿、姜玉、王志理、李成福、齐嘉楠、王晖、刘鸿雁、

李伯华、覃民:《当前我国城乡居民的生育意愿——基于 2013 年全国生育意愿调查》,载《人口研究》2014 年第 3 期。

[81] 左冬梅、李树茁、宋璐:《中国农村老年人养老院居住意愿的影响因素研究》,载《人口学刊》2011 年第 1 期。

[82] Bales, R. F., Family, Socialization and Interaction Process. Free Press, 1955.

[83] Banerjee, A., Armstrong, P., Daly, T., Armstrong, H., Braedley, S., Careworkers Don't Have a Voice: Epistemological Violence in Residential Care for Older People. Journal of Aging Studies, Vol. 33, April 2015, pp. 28 – 36.

[84] Barro, R. J., Becker, G. S., A Reformulation of the Economic Theory of Fertility. The Quarterly Journal of Economics, Vol. 103, No. 1, February 1988, pp. 1 – 25.

[85] Barro, R. J., Becker, G. S., Fertility Choice in a Model of Economic Growth. Econometrica: Journal of the Econometric Society, Vol. 57, No. 2, February 1989, pp. 481 – 501.

[86] Becker, G. S., The Economic Approach to Human Behavior, Chicago: The University of Chicago Press, 1976.

[87] Becker, G. S., Murphy, K. M., Tamura, R., Human Capital, Fertility, and Economic Growth. NBER Working Paper, No. w3414, 1990.

[88] Becker, G. S., A Treatise on the Family (enlarged edition), Cambridge: Harvard University, 1991.

[89] Bernheim, B. D., Shleifer, A., Summers, L. H., The Strategic Bequest Motive. Journal of Political Economy, Vol. 93, No. 6, December 1985, pp. 1045 – 1076.

[90] Burgess, E. W., The Function of Socialization in Social Evolution. University of Chicago Press, 1916.

[91] Caldwell, J. C., Toward a Restatement of Demographic Transi-

tion Theory. Population and Development Review, Vol. 2, No. 3/4, September – December 1976, pp. 321 – 366.

[92] Caldwell, J. C., Theory of Fertility Decline. New York: Academic Press, 1982.

[93] Cha, H. B., A Study Family Caregivers Preference and Its Determinants for the Long-term Care Service Use for the Impaired Elderly. Seoul: Chung – Ang University, 1998.

[94] Chatterjee, S., Vogl, T., Growth and Childbearing in the Short- and Long – Run. NBER Working Paper, No. w23000, 2016.

[95] Chiappori, P. A., Collective Models of Household Behavior: the Sharing Rule Approach. Haddad, L., Hoddinott, J., Alderman, H., (eds.), Intrahousehold Resource Allocation in Developing Countries, London: The John Hopkins Press, 1997, pp. 39 – 52.

[96] Crimmins, E. M., Hayward, M. D., Saito, Y., Differentials in Active Life Expectancy in the Older Population of the United States. The Journals of Gerontology Series B: Psychological Sciences and Social Sciences, Vol. 51, No. 3, May 1996, pp. 111 – 120.

[97] DeCicca, P., Krashinsky, H., The Effect of Education on Overall Fertility. NBER Working Paper, No. w23003, 2016.

[98] Engelhardt, H., Kögel, T., Prskawetz, A., Fertility and Women's Employment Reconsidered: A Macro-level Time-series Analysis for Developed Countries, 1960 – 2000. Population Studies, Vol. 58, January 2004, pp. 109 – 120.

[99] Feng, Z., Liu, C., Guan, X., Mor, V., China's Rapidly Aging Population Creates Policy Challenges in Shaping a Viable Long-term Care System. Health Affairs, Vol. 31, No. 12, December 2012, pp. 2764 – 2773.

[100] Flaherty, J. H., Liu, M. L., Ding, L., Dong, B., Ding, Q., Li, X., Xiao, S., China: the Aging Giant. Journal of the American

Geriatrics Society, Vol. 55, No. 8, June 2007, pp. 1295 – 1300.

[101] Galor, O., Weil, D. N., Population, Technology, and Growth: From Malthusian Stagnation to the Demographic Transition and Beyond. American Economic Review, Vol. 90, No. 4, September 2000, pp. 806 – 828.

[102] Goode, W. J., World Revolution and Family Patterns. Oxford: Free Press, 1963.

[103] Greene W. H., Econometric Analysis. England: Prentice Hall, 2005.

[104] Grépin, K. A., Bharadwaj, P., Maternal Education and Child Mortality in Zimbabwe. Journal of Health Economics, Vol. 44, December 2015, pp. 97 – 117.

[105] Hausman, J., McFadden, D., Specification Tests for the Multinomial Logit Model. Econometrica: Journal of the Econometric Society, Vol. 52, May 1984, pp. 1219 – 1240.

[106] Heath, R., & Jayachandran, S., The Causes and Consequences of Increased Female Education and Labor Force Participation in Developing Countries. NBER Working Paper, No. w22766, 2016.

[107] Kane, R. A., Kane, R. L., Ladd, R. C., The Heart of Long Term Care. Oxford: Oxford University Press, 1998.

[108] Laslett, P., The Household and Family in Past Time. Cambridge: Cambridge University Press, 1972.

[109] Lavy, V., Zablotsky, A., Mother's Schooling, Fertility, and Children's Education: Evidence From a Natural Experiment. Cambridge, MA: NBER, 2011.

[110] Litwak, E., Helping the Elderly: The Complementary Roles of Informal Networks and Formal Systems. New York: Guilford Press, 1985.

[111] Liu, L., Dong, X. Y., Zheng, X., Parental Care and Married Women's Labor Supply in Urban China. Feminist Economics, Vol. 16,

No. 3, September 2010, pp. 169 – 192.

[112] Lucas, R. E., The Industrial Revolution: Past and Future. Unpublished Manuscript, University of Chicago, 1998.

[113] Malley, J., Comas – Herrera, A., Hancock, R., Juarez – Garcia, A., King, D., Pickard, L., Expenditure on Social Care for Older People to 2026: Projected Financial Implications of the Wanless Report. London: LSE Health and Social Care, London School of Economics, 2006.

[114] Maurer – Fazio, M., Connelly, R., Chen, L., Tang, L., Childcare, Eldercare, and Labor Force Participation of Married Women in Urban China, 1982 – 2000. Journal of Human Resources, Vol. 46, No. 2, Spring 2011, pp. 261 – 294.

[115] Mayhew, L. D., Health and Elderly Care Expenditure in an Aging World. IIASA Research Report, Laxenburg, Austria, RR – 00 – 021, 2000.

[116] McFarland, A., Marriage and Love in England, 1300 – 1840. Oxford: Basil Blackwell Inc, 1986.

[117] McFarland, A., The Culture of Capitalism. Oxford: Basil Blackwell Inc, 1987.

[118] Piketty, T., Capital in the Twenty-first Century. Harvard: Harvard University Press, 2017.

[119] Sheng, X., Settles, B. H., Intergenerational Relationships and Elderly Care in China: A global Perspective. Current Sociology, Vol. 54, No. 2, March 2006, pp. 293 – 313.

[120] Shorter, E., The Making of the Modern Family. New York: Basic Books, 1975, pp. 255 – 68.

[121] Shugarman, L. R., Campbell, D. E., Bird, C. E., Gabel, J., A Louis, T., Lynn, J., Differences in Medicare Expenditures During the Last 3 Years of Life. Journal of general internal medicine, Vol. 19, No. 2, February 2004, pp. 127 – 135.

[122] Stone, R., Demographic Input-output: An Extension of Social Accounting. Contributions to Input – Output Analysis: Fourth International Conference on Input – Output Techniques, North Holland Publishers, Geneva, Switzerland, 1970, pp. 293 – 319.

[123] Stone, L., The Family, Sex and Marriage in England 1500 – 1800. Harmondsworth: Penguin, Vol. 43, 1979.

[124] Tan, J., Bailey, K., Filial Piety: New Perspectives on Elder Care in China. Oncology Reports, Vol. 28, No. 4, October 2012, pp. 1146 – 52.

[125] U. N. (Population Division, United Nations), World Population Prospects: The 2005 Revision Volume II: Sex and Age. New York: United Nations, 2011.

[126] Vogl, T. S., Differential Fertility, Human Capital, and Development. The Review of Economic Studies, Vol. 83, No. 1, January 2015, pp. 365 – 401.

[127] Wachterman, M. W., Sommers, B. D., The impact of Gender and Marital Status on End-of-life Care: Evidence From the National Mortality Follow – Back Survey. Journal of Palliative Medicine, Vol. 9, No. 2, April 2006, pp. 343 – 352.

[128] Wu, B., Carter, M. W., Goins, R. T., Cheng, C., Emerging Services for Community-based Long-term Care in Urban China: A Systematic Analysis of Shanghai's Community-based Agencies. Journal of Aging & Social Policy, Vol. 17, No. 4, 2005, pp. 37 – 60.

[129] Xu, Q., & Chow, J. C., Exploring the Community-based Service Delivery Model: Elderly Care in China. International Social Work, Vol. 54, No. 3, April 2011, pp. 374 – 387.

[130] Zhan, H. J., & Montgomery, R. J. V., Gender and Elder Care in China: the Influence of Filial Piety and Structural Constraints. Gender & Society, Vol. 17, No. 2, April 2003, pp. 209 – 229.

［131］ Zhan, H. J. , Liu, G. , Guan, X. , Bai, H. G. , Recent Developments in Institutional Elder Care in China: Changing Concepts and Attitudes. Journal of Aging & Social Policy, Vol. 18, No. 2, 2006, pp. 85 – 108.

后　　记

21世纪以来，我国陷入日益严重的人口老龄化与少子化困局；而与此同时，市场经济与城镇化的迅猛发展使得传统的家庭养老模式日渐式微。在此背景下，老年人照护主体急需向社会转移，以专业化和产业化的方式解决家庭内部照料能力不足。然而，当前我国老年人长期照护行业处于初级阶段，各项设施建设与服务尚不成熟，众所周知，行业的优化发展严格依赖于需求预测，但目前国内的相关研究凤毛麟角。因此，本书旨在研究老年人长期照护需求的动态变化，为行业发展提供数理支持，进而解放家庭劳动力，缓解"家庭—就业"冲突，促进经济社会和谐发展。

本书研究内容可以划分为3部分：①人口老龄化进程预测。对马尔萨斯主义、新古典经济理论以及现代人口转型理论进行阐述与分析，在理论层面阐述我国人口老龄化的形成机制，立足于我国人口政策的演变采用Leslie模型分析预测未来我国人口老龄化的变动趋势；②老年人的长期照护需求测算。基于CLHLS数据测算失能老人的规模变动与结构分布情况，结合预测结果估算失能老人的照护需求；③提出老年人长期照护行业的优化与完善方向。分析老年人长期照护市场的供给现状，结合需求预测结果，剖析老年人长期照护市场所面临的机遇和挑战。本书采用理论分析与经验研究相结合的研究方法，既有对西方理论的评述也有对中国特色问题的思考，各部分内容交相弥证，层层深入。

本书主要得到4点研究结论：

（1）人口老龄化形势严峻。

我国将于2028～2030年间进入超老龄社会，且在未来30～40年内我国人口老龄化进程不断加快。到20世纪50年代，65岁及以上老年人口规模将达到3.49亿，总人口占比30%左右，抚养比50%以上；其中80岁及以上老年人口1亿以上，总人口占比9%左右，抚养比16%左右。

（2）老年人长期照护需求激增。

2015～2055年，具有社区照护需求的失能老人将由4854.44万人增至13185.73万人，照护人员需求也将由1057.98万～1325.88万人增至2907.44万～3645.25万人；具有机构照护需求的失能老人数量将由135.12万人增至366.60万人，照护人员需求将由30.69万～38.76万人增至84.79万～107.27万人。

（3）社区养老设施供给不足。

截至2016年底，我国社区养老床位供给数量为316.6万张，而需求量为395万张以上，床位缺口至少78万张；到2053年社区照护床位需求将增长至1159万张以上，社区养老设施建设负担较重；机构养老设施供给充足，但床位利用率的不断下降说明近年来我国的机构养老项目建设存在结构性问题。

（4）行业劳动供给短缺。

2016年，底机构养老的护理人员基本与需求持平，到2034年机构照护服务人员需求将增多30万～40万人，2055年需求高峰期时再次增加50万～70万人；社区照护服务人员需求更大，2015年需求数量在1057.98万～1325.88万人，到2055年将增长至2907.44万～3645.25万人，而截至2016年底社区养老的护理人员数量仅30.4万人。同时，床位利用率不高也反映出我国社会化照护服务无法满足需求。

针对研究结论，本书提出应从5个方面着手应对人口老龄化，包括：增设社区照护机构以满足居家养老服务需求、推进市场化运作促进行业良性发展、建设专业化队伍增加行业人才供给、规范行业运营管理提高照护服务质量、研发或引进照护机器人缓解行业劳动供给压力。

本书是笔者阶段性研究成果的提炼，也为笔者后续关于老年人长期照护资金的运作机制、行业人才供给、生育政策调整与人口结构转变等领域的研究奠定了基础。感谢辽宁大学经济学院王璐老师、经济科学出版社编辑老师以及为本书出版贡献力量的各位同人，谢谢你们对本书的大力支持。由于笔者的学术功底和专业知识积累尚浅，本书必然还存在有待修缮之处，还请读者批评指正！

周晓蒙

2019 年 5 月 30 日